AF470343

LA

MÉDECINE EN MER.

PARIS. — IMPRIMERIE DE BOURGOGNE ET MARTINET,
Rue Jacob, 30.

LA

MÉDECINE EN MER

OU

GUIDE MÉDICAL PRATIQUE

DES

CAPITAINES AU LONG COURS,

A L'USAGE

DES CHIRURGIENS DE LA MARINE DU COMMERCE,

ET DES GENS DU MONDE,

AVEC DEUX PLANCHES D'ANATOMIE LITHOGRAPHIÉES,

PAR

H. E. DUTOUQUET,

Docteur en médecine, ex chirurgien aux armées,
membre de plusieurs Sociétés savantes.

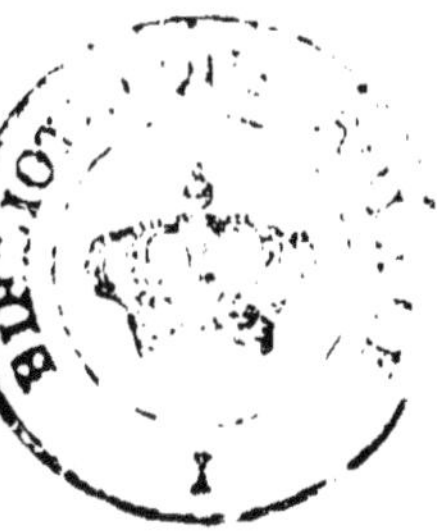

PARIS.

BACHELIER, libraire
de la Marine, du bureau des Longitudes, de l'École
royale Polytechnique, etc.,
QUAI DES AUGUSTINS, 55

DESLOGES, libraire,
RUE S. ANDRÉ DES ARTS, 59

BÉCHET jeune et **LABÉ**,
Libraires de la Faculté de Médecine,
PLACE DE L'ÉCOLE DE MÉDECINE, 4

ARRAULT,
fabricant de produits chimiques,
RUE NEUVE FRÉPA, 27

Dans tous les Ports de mer,
CHEZ MM. LES PHARMACIENS DÉPOSITAIRES DU COFFRE ARRAULT.
ET CHEZ LES LIBRAIRES DE LA MARINE.

1841.

AVIS.

—

Ce livre, bien que s'adressant plus particulièrement aux capitaines des navires du commerce, trouvera aussi son utilité entre les mains des personnes qui, par leur position, ou l'éloignement de tout secours, veulent soulager, en attendant l'arrivée d'un médecin.

Ce sera avec plaisir et reconnaissance que je recevrai, à mon domicile, à Saint-Aignant, près Rochefort, les observations et les avis des conseils sanitaires, ou des capitaines au long cours, tendant à améliorer la *Médecine en mer*.

PRÉFACE.

—

Il était difficile de parler à des hommes qui n'ont pas étudié une science, le langage de cette science. Afin d'éviter des circonlocutions qui auraient rendu les descriptions longues et tourmentées, j'ai cru devoir, pour les mots techniques répétés souvent dans l'ouvrage, jeter à la fin une sorte de vocabulaire explicatif; et, pour ceux qui, ne paraissant qu'une fois, ont besoin néanmoins d'éclaircissement, donner en même temps leur signification.

Dans cet opuscule, j'ai traité succinctement et élémentairement de plusieurs branches des sciences médicales. Il était nécessaire de rendre claire aux yeux des personnes qui se serviront de ce livre, la position des organes, pour qu'on ne confondît pas, comme il arrive tous les jours dans le monde la poitrine avec l'estomac ; et j'ai fait deux planches d'anatomie ; j'ai de plus donné quelques préceptes d'hygiène navale ; enfin, j'ai abordé les maladies internes et externes dont on est le plus souvent atteint en mer. Pour la commodité des lecteurs, je les ai divisées par régions, et les ai fait suivre des affections générales qui attaquent indistinctement toutes les parties du corps. J'ai fait encore un traité de petites opérations chirurgicales et de pansements, et j'ai terminé par les préparations des tisanes, des potions, des lavements, etc., indiqués dans ma thérapeutique.

Quant au coffre à médicaments, je l'ai composé très simple et au prix le plus exigu possible. Du reste, cette partie de mon travail subira indispensablement une modification pour la quantité des drogues à emporter, qui deviendra relative à la longueur du voyage et au nombre des hommes de l'équipage.

On le voit, je ne me suis pas borné à transcrire, comme dans beaucoup d'instructions, une liste de médicaments, avec leur usage. Que peut faire, avec une notice si abrégée, un homme étranger à la médecine? Alors ne vaudrait-il pas mieux souvent n'avoir ni boîte à médicaments, ni *instruction?* Celle de MM. *Grousset, Lafaye* et *Lartigue,* de Bordeaux, est convenablement rédigée; mais encore que de lacunes à remplir! Ces messieurs l'ont bien senti, car en terminant leur brochure, ils expriment le regret de n'avoir parlé ni de *luxations*, ni de *fractures*, ni de *hernies*, ni de petites opérations d'un usage fréquent, de la saignée, par exemple.

Dans la *Médecine en mer*, je n'ai pas tant cherché à faire œuvre de science, que de philanthropie; aussi je crains bien que les hommes spéciaux y trouvent beaucoup à reprendre! Je me permettrai cependant de leur adresser quelques questions.—Aurais-je rempli le but d'être utile à des personnes complétement étrangères à l'art de guérir, en produisant ici des controverses qui sont loin, la plupart, d'avoir trouvé une solution satisfaisante et définitive? — Ne devais-je pas résumer très simplement chaque maladie; et pour cela, ne fallait-il pas tout d'abord exposer brièvement et clairement les groupes de causes et de symptômes les plus essentiels à connaître pour bien différencier les affections qui ont entre elles quelque analogie; puis passer aux agents thérapeutiques les plus faciles à employer? M'était-il loisible de faire un traité complet de sciences médicales? — Mais c'eût été folie; je devais être complet, non sous le rapport de l'art, mais sous celui du résultat que je me proposais.

Mon livre rendra-t-il des services aux marins abandonnés sur mer et privés des conseils d'un médecin? Y trouveront-ils, comme en feuilletant un dictionnaire, avec un peu d'intelligence et de bonne volonté, la maladie qui les tourmente, et le remède qui lui convient? — Voilà la question tout entière.

Quelle horrible perspective pour ceux qui s'embarquent dans de longs et périlleux voyages, s'ils songent que la plus légère indisposition, en s'aggravant, faute de soin, peut leur donner la mort! Quelles souffrances n'éprouvent-ils pas, lorsqu'une fièvre se déclare, et qu'en jetant les yeux autour d'eux, ils ne voient pas une main assez habile pour leur administrer le remède salutaire? Le hasard seul pourrait les sauver, **et** souvent le hasard ou la crainte d'être imprudent les tue. Une mort isolée répand d'ordinaire sur un navire une morne tristesse, qui s'accroît encore si l'on est menacé d'une épidémie. Les plus capables s'effraient alors de ne pas savoir; leur conscience et l'humanité leur en font presque un crime. Chacun tremble pour soi, et personne ne console. On obéit à ses chefs, on les respecte; mais cette confiance douce que met l'homme qui souffre en celui qui guérit, n'existe pas et ne saurait exister. Ceux qui souffrent sont là, mais où sont ceux qui peuvent soulager? Tout manque en ces affreux moments, et les secours physiques et les consolations!

Une sage et philanthropique prévoyance a vu le mal; elle a travaillé à le réparer, mais elle n'a

fait encore que la moitié de son œuvre. Une or-
donnance porte que : *Les navires qui n'auront
pas de chirurgien, et qui comporteront huit
hommes, recevront un coffre à médicaments pro-
portionné à l'équipage, et que la commission
d'examen donnera une instruction* (vulgairement
médecin de papier) *aux capitaines, sur l'usage à
faire des remèdes.*

Suffit-il de donner aux capitaines une boîte à
médicaments, et cette courte instruction dite
médecin de papier, qui indique les doses de quelques drogues, guide souvent trompeur malgré la
loyale intention qui l'a dicté? — Non, assuré-
ment; et encore tous les ports n'en ont-ils pas.
D'ailleurs ceux qui existent diffèrent tellement
entre eux qu'il est impossible à un capitaine qui
a navigué long-temps sur un vaisseau construit
dans un port, où on lui aura délivré le guide
médical et la boîte à médicaments de ce port,
de se servir du guide médical et de la boîte à
médicaments qu'on lui imposera plus tard à Bordeaux, je suppose, s'il commande un navire sorti
de cette ville; et si cette nouvelle instruction

proscrit les remèdes qu'il a déjà employés avec succès, ira-t-il donc tâtonner et faire des expériences douteuses dans des circonstances difficiles? Pour cela seul, ne conviendrait-il pas que les commissions de santé partissent du même principe, et délivrassent aux capitaines la même instruction, reconnue et approuvée par l'autorité supérieure?

Certains ports, il faut le dire, donnent des livrets bien rédigés, quoique la plupart incomplets; mais d'autres aussi, en revanche, tout en imposant un coffre, n'ont à imposer aucun traité pour s'en servir. C'est souvent le sujet de vives contestations entre les capitaines et l'administration.

J'ai cru voir un abus, et j'ai tenté d'y remédier.

Un corollaire découle naturellement de cette nécessité : Ne serait-il pas bien de soumettre les aspirants au grade de capitaines à l'étude de quelques questions médicales? Certes, on ne saurait exiger d'eux les connaissances théoriques et pratiques d'un docteur en médecine, mais du

moins il faudrait qu'il sussent saigner et à propos appliquer un bandage à fractures, etc.

L'adoption de ce projet motiverait une modification dans le plan de la *Médecine en mer ;* et
alors je dresserais une table des questions les plus
importantes devenues nécessaires pour prendre
le titre de capitaine.

HYGIÈNE.

—

QUELQUES CONSEILS D'HYGIÈNE NAVALE.

———

L'hygiène est cette branche des connaissances médicales qui a pour but la conservation de la santé.

Nous ne pouvons pas faire ici un cours complet d'hygiène; nous nous bornerons à donner quelques conseils qui trouveront leur emploi.

—Les brusques changements de température si fréquents en mer sont une source inépuisable de maladies. Il faut se mettre en garde contre ce danger, par le régime et les vêtements qu'on modifiera selon les circonstances.

Les variations de température diurne et nocturne occasionnent cette espèce de colique dite nerveuse, connue sous le nom de Béribéri, et commune dans l'Inde. Cette affection n'a rien de bien inquiétant ; car si on la gagne en approchant de la côte, elle disparaît presque aussitôt qu'on l'abandonne.

On peut, jusqu'à un certain point, se prémunir contre les chaleurs et la froidure ; mais il n'est pas aussi facile en mer d'éviter la disette, les secousses, les tempêtes, et toutes sortes de maux qu'il n'est pas au pouvoir de l'hygiène de prévenir. Il faut se garder pendant les grandes chaleurs d'administrer des évacuants trop énergiques ; ce serait porter le feu de plein gré dans des organes déjà fortement irrités par la température.

— M. le professeur *Forget* recommande de mettre beaucoup de circonspection dans le choix des poissons qu'on mange. « Certains poissons, dit-il, habituellement salubres, deviennent vénéneux par l'habitation des rivages où croissent les mangliers, les mancenilliers ; de même que ceux qu'on pêche sur les bancs de corail, où ils se nourrissent de polypes coralligènes ; ceux qui dévorent les méduses, dont le suc est essentiellement âcre et irritant.

» La dorade dont les marins font tant de cas, comporte quelquefois des propriétés vénéneuses. L'équipage du *Quiros* fut empoisonné pour en avoir mangé ; *Cook* et *Forster* furent aussi

très malades pour avoir mangé du foie de *Té-
traodon*. Pour constater la mauvaise nature du
poisson, il suffit d'y introduire une pièce d'argent, qui noircira pendant sa cuisson si le poisson est vénéneux. On conseille d'ajouter du
vinaigre à l'eau dans laquelle on fait bouillir
l'animal, pour corriger les propriétés nuisibles.»

— Une chose que tous les marins devraient
connaître, c'est la condition de l'eau potable;
s'il en était ainsi, on éviterait une multitude
d'indispositions. L'eau potable doit être limpide,
légère, d'une saveur vive, fraîche, agréable,
froide en été, tiède en hiver; elle doit être sa-
turée d'air atmosphérique, bouillir sans se trou-
bler ni former de dépôts, cuire les légumes et
les viandes sans les durcir, dissoudre le savon
sans grumeaux. Il faut qu'elle n'occasionne ni
pesanteur, ni trouble dans les digestions.

— On a un moyen très simple de dégriser. On
met huit gouttes d'ammoniaque dans un demi-
verre d'eau sucrée; si l'estomac rejette ce médicament, on répète la dose après quelques minutes.

— L'eau de mer est un résolutif facile et simple dont on tire de bons résultats. M. Kéraudren la conseille en bains comme préservatif
de la fièvre jaune, de la dysenterie, du typhus
et même du scorbut.

— Nous ne saurions trop recommander aux capitaines de surveiller activement la propreté de l'équipage. De temps en temps ils feront bien de visiter les vêtements, et de faire laver et baigner ceux qui en ont besoin.

— La cale est le réceptacle des émanations les plus pernicieuses ; il faut la tenir très propre et ne pas y laisser croupir l'eau. Souvent un vaisseau enferme des immondices assez cachées pour qu'on ne trouve que très difficilement la cause d'une maladie épidémique. Il faut préférer, pour l'entretien des lieux où l'air est peu renouvelé, le frottage à sec au moyen du sable et de la brique, à la gratte, et au lavage qui imprègne les parties de particules salines, source permanente d'humidité.

Une autre précaution de propreté consiste à absterger les parois intérieures du navire et les autres objets qui y sont contenus, avec de l'étoupe sèche, ou mieux imbibée de solution chlorurée. On observe qu'une vapeur qui provient de l'humidité ambiante se condense et ruisselle en gouttelettes qui se vaporiseraient de nouveau si l'on n'avait pas le soin de l'enlever.

— Les moyens de désinfection que nous conseillons comme les plus simples se font avec le *chlorure de chaux liquide de Labarraque*, formé d'une partie de chlorure sur vingt parties d'eau. Voici comment on s'en sert : on met la quantité de chlorure de chaux solide mélangée à vingt parties d'eau, dans une jarre en grès revêtue d'une enveloppe protectrice en osier ; on adapte au bas de cette jarre un robinet, et quand le mélange s'est opéré et qu'il a déposé suffisamment, on tire le chlorure par le robinet ; on en fait ensuite des aspersions dans les lieux qu'on veut purifier, à l'aide d'un petit balai ; on se sert encore d'un arrosoir à cet effet. Toutefois, on prendra le soin avant d'entreprendre cette opération, d'essuyer toutes les parties qu'on se dispose d'arroser, avec de l'étoupe sèche.

M. Kéraudren préfère, peut-être avec raison, comme moyens d'assainissement, les aspersions de vinaigre simple ou camphré, faites de la même manière que celles de chlorure de chaux. — Elles nous semblent préférables aussi, surtout par la simplicité et la facilité du transport des matières.

— Il conviendra d'embarquer du chlorure de chaux en flacons d'un kilogramme, arrimés dans des caisses bien closes, que l'on placera dans un endroit sec.

LIVRE PREMIER.

ANATOMIE.

Dans ce précis anatomique fort abrégé, nous avons cherché à donner des notions succinctes et assez complètes néanmoins pour éclairer suffisamment les personnes qui veulent traiter avec notre manuel pratique, et les dispenser de recourir ailleurs.

Nous ne prétendons pas, dans cette première partie, donner une description minutieuse des organes de l'homme. Pour apprendre l'anatomie, il faut des années d'études pénibles dans les amphithéâtres de dissection; mais, comme il est utile, je dirai même indispensable à tout le monde (et c'est une vérité comprise aujourd'hui par l'Université) de connaître au moins superficiellement la position et les fonctions de nos viscères, j'ai cru, avant de donner des conseils sur l'art de guérir à des personnes totalement étrangères à la médecine, devoir les initier assez aux secrets de la science de l'homme pour prévenir les erreurs de ceux qui, ne sachant pas où est leur estomac, par exemple, se plaignent souvent de cet organe quand leur poitrine seule est affectée. J'ai donc écrit, tant par utilité que pour satisfaire une curiosité que beaucoup ont et que tout le monde devrait avoir, une *anatomie physiologique* élémentaire, courte et d'une portée vulgaire.

La *physiologie* est l'étude des fonctions des organes à l'état sain.

L'*anatomie* (*humaine*) est cette branche des connaissances médicales qui s'occupe de la structure du corps de l'homme. Comme il se compose de divers tissus, on a divisé l'anatomie en classes dont le but est d'analyser à la fois tous les tissus analogues ; et l'on a : 1° l'étude des os (*ostéologie*) ; 2° celle des muscles (*myologie*) ; 3° celle des nerfs (*névrologie*) ; 4° celle des vaisseaux (*angéiologie*) ; enfin, 5°, la dernière, celle des organes contenus dans les grandes cavités de la tête, de la poitrine et du ventre (*splanchnologie*).

Comme nous devons faire ici particulièrement l'histoire anatomico-physiologique des organes susceptibles de s'affecter en mer, et que cette partie ressort surtout de la splanchnologie, nous nous y appesantirons davantage, et passerons en revue le plus brièvement possible les autres classes.

1° *Os.* — Les os forment la charpente, le squelette du corps. Ils sont *longs*, *plats* ou *courts.* Les os *longs* se trouvent aux membres, aux bras, aux avant-bras, aux cuisses et aux jambes; ils donnent l'élégance et la solidité. Les os *plats* sont destinés à couvrir et à protéger des atteintes extérieurs les viscères importants, tels que ceux de la tête, des hanches, etc. Les os *courts* ont pour usage de donner de la solidité et de faciliter la mobilité. Ils se meuvent les uns sur les autres, et favorisent la souplesse des extrémités des membres.

Tous les os se joignent ou s'*articulent* entre eux, soit un à un, soit deux à deux, etc. Les os des membres se terminent ordinairement par une tête plus ou moins arrondie, reçue dans une cavité correspondante de l'os ou des os qui s'articulent avec eux. La solidité de cette jonction d'os est due à des tissus très forts, sorte de rubans nommés *ligaments*, assez extensibles pour permettre des mouvements en sens variés; ainsi, au genou, à la hanche, au coude, etc. Disons par anticipation, que lorsqu'une traction très forte opérée sur une articulation déchire les ligaments et détruit le rapport des surfaces articulaires, il y a *luxation*; ou, si l'on veut, le membre est démis. (*Voy.* Luxations).

2° *Muscles.*—Les muscles sont ce qu'on nomme vulgairement la chair des animaux. Rougeâtres, très contractiles, ils se meuvent pour donner de l'expression, comme à la face, ou pour faire agir les os les uns sur les autres.

La contraction et le relâchement, voilà donc leurs fonctions. Les uns, ceux des bras, des jambes, etc., obéissent à la volonté; les autres, le cœur, l'estomac, agissent sans sa participation. Les premiers se nomment muscles de la vie animale ou de relation; les derniers, muscles de la vie organique.

L'examen attentif d'un muscle en apprend facilement la structure fibreuse. L'un se compose exclusivement de fibres longitudinales; dans un autre, elles sont circulaires; elles peuvent affecter plusieurs formes : on a classé et dénommé les muscles d'après ce caractère.

Il y a à peu près quatre cents muscles dans le corps humain; ils sont presque tous pairs. Le corps est symétrique; une ligne verticale plus ou moins apparente selon les sujets, nommée *ra-*

phé, descendant du front jusqu'aux extrémités inférieures, passant entre les yeux sur le milieu du nez, de la bouche et du menton partage exactement le corps en deux parties *semblables*.

Les muscles changent de texture à leurs extrémités ; ils perdent leur couleur rougeâtre, et deviennent d'un blanc nacré. Ces terminaisons de muscles sont dites *tendineuses*, parce qu'elles participent de la nature des *tendons* qui sont des sortes de cordes transmettant le mouvement des muscles. Les tendons s'insèrent aux os, et constituent, conjointement avec les muscles, la force qui fait agir les os comme leviers.

Les muscles sont situés sous la peau, et immédiatement recouverts par un tissu nommé *cellulaire*, parce que sa structure ressemble à des cellules. Il est plus ou moins abondant selon les parties et les individus.

3° *Nerfs*. — Les nerfs sont des cordons mous et allongés enfermés dans une enveloppe plus dense nommée *névrilème*. Ils partent du cerveau et de la moelle, et se répandent partout. Dans leur trajet, ils se divisent à l'infini et deviennent si ténus que bientôt l'œil ne peut plus les suivre. Ils s'entrelacent, s'abandonnent, et se retrouvent encore.

On a divisé les nerfs en : cérébaux ou de la vie animale ; et en nerfs des ganglions ou de la vie organique.

Les nerfs sont les organes conducteurs de la sensibilité et du mouvement.

Les personnes étrangères à l'art médical confondent souvent les nerfs et les muscles. Les nerfs sont les agents du sentiment, et les muscles ceux de la force.

4° *Vaisseaux sanguins*. — Les vaisseaux qui charrient le sang sont de deux sortes, les *artères* et les *veines*. L'*angéiologie*, ou étude des vaisseaux, comprend encore la description des vaisseaux lymphatiques; mais nous ne nous en occuperons pas ici.

Le centre de la circulation du sang, est le cœur. Il en part rouge vermeil dans des tubes à parois résistantes, douées d'une grande élasticité : ce sont les artères. Elles se divisent en rameaux, et ces derniers se subdivisent en ramuscules dont le calibre devient si étroit qu'à peine un cheveu pourrait s'y loger. C'est du moins la comparaison qui a été faite, et pour cela on les a nommés vaisseaux capillaires. Ils s'abouchent alors avec d'autres capillaires dont l'usage n'est plus de faire descendre le sang du cœur, mais bien de l'y ramener. Ces nouveaux capillaires suivent une marche inverse de celle des premiers; ils se réunissent peu à peu, et forment des vaisseaux de plus en plus volumineux, à mesure qu'ils se rapprochent du centre de la circulation : ce sont les veines.

Le sang des artères est rouge vermeil, comme nous l'avons dit précédemment ; dans son trajet à travers les organes, il se charge de substances de diverse nature, et quand il arrive aux veines, il est coloré en noir. Mais bientôt il se débarrasse de toutes ces matières hétérogènes en se retrouvant, dans les poumons, en contact avec l'air qu'on respire ; et il devient artériel, rouge, pour accomplir la même course.

La circulation est donc assez exactement représentée à l'esprit par un cercle que le sang parcourt, sauf les ramifications. Le cœur occupe un point de ce cercle ; au point opposé se trouve la jonction des capillaires artériels et veineux.

La contraction subite du cœur fait affluer le sang dans toutes les artères à la fois et par ondées ; ce choc distend ces vaisseaux en même temps, et le doigt indicateur placé sur l'un d'eux, surtout s'il est superficiel, perçoit une pulsation dont l'intensité varie, et qu'on nomme *pouls*. L'examen du pouls est fort essentiel pour connaître l'état de la santé, car la plus petite perturbation dans l'organisme amène des changements dans la circulation.

C'est au poignet, un peu au-dessus du pouce, qu'on tâte le pouls. Les Chinois le cherchent sur un des côtés du nez, à la hauteur des yeux ; d'autres aux tempes.

Pour retirer quelque avantage de l'examen du pouls, voici les préceptes à suivre : 1° connaître la qualité du pouls dans l'état de santé; 2° faire tenir l'avant-bras du malade demi-fléchi et appuyé sur un plan résistant; 3° ne presser que médiocrement sur l'artère, et ne la comprimer jamais au point d'arrêter la circulation; 4° tâter le pouls aux deux bras, et pendant une minute au moins, afin que le malade revienne de l'émotion que lui cause parfois la présence du médecin.

En santé, on compte à peu près 100 pulsations par minute chez l'enfant, 80 à l'âge de puberté, de 50 à 60 chez le vieillard. Le pouls se ralentit au commencement de la digestion, pendant le repos et le sommeil. Il est plus fort après la digestion, pendant la veille, et après un exercice de corps prolongé. Les divers tempéraments influent aussi beaucoup sur la vitesse du pouls.

Le pouls maladif est accéléré, lent, fréquent, grand, fort, dur, plein, égal ou inégal, régulier ou irrégulier, intermittent, etc.

5° *Splanchnologie (organes contenus dans les grandes cavités).* — Pour qui a étudié la nature cette observation devient presque un axiome, qu'une merveilleuse prévoyance a présidé à notre organisation, et que plus les parties sont importantes, plus leurs enveloppes sont solides pour les préserver des atteintes extérieures. Les boîtes osseuses du cerveau et de la moelle épinière (les os du crâne et ceux de la colonne vertébrale) sont épaisses, résistantes, renferment des organes non seulement indispensables à la vie, mais encore qui séparent l'homme des autres classes d'animaux, en lui donnant la faculté de penser.

Le cerveau, contenu dans la cavité *crânienne*, est une masse blanchâtre, pulpeuse. Il a la forme d'un œuf, coupé en deux parties dans le sens de sa longueur, dont la petite extrémité est dirigée en avant, et la grosse en arrière. Un sillon sépare en deux moitiés latérales la portion supérieure, et fait ainsi deux *lobes latéraux*.

La face inférieure est moins régulière. Elle offre en avant des saillies et des concavités qui toutes ont reçu des noms. Vers la partie moyenne est un petit corpuscule, gros comme la moitié d'une lentille, la *glande pinéale*, qui a passé pour être la résidence de l'âme, ou l'âme elle-même. Au-dessous et en arrière du cerveau, se trouve une masse moins considérable, de même nature, et qui lui est attenante, le *cervelet*, protégé en haut et en arrière par le cerveau proprement dit, et par la table osseuse de la tête. Le cervelet a été surnommé l'*arbre de vie*, peut-être parce qu'on regarde ses lésions comme mortelles.

Les vertèbres, au nombre de vingt-quatre, et

qui constituent l'épine du dos en s'articulant ensemble, forment par des échancrures un canal triangulaire qui reçoit un prolongement du cerveau, la *moelle épinière*. Celle-ci se termine à l'os *sacrum* (os multiple qui résulte de la soudure de plusieurs vertèbres, et fait l'extrémité inférieure du dos). Là elle se divise en cordons nerveux qui font faisceau et se nomment la *queue de cheval*.

Le cerveau, le cervelet et la moelle sont encore préservés des secousses extérieures par trois membranes qui les enveloppent intimement : l'externe ou supérieure, la plus forte des trois, est la *dure-mère*, fibreuse; puis vient l'*arachnoïde* (fine comme une toile d'araignée), de nature séreuse; et enfin la *pie-mère*, cellulaire. Ces tissus protecteurs s'appellent : *méninges*.

Estomac, digestion, et organes accessoires. — La digestion est une fonction en vertu de laquelle les aliments solides ou liquides sont introduits dans notre corps, et y subissent une élaboration qui a pour but d'en retenir une portion pour servir à la nutrition, et de rejeter l'autre comme inutile.

Les dents broient les aliments; les glandes salivaires les imbibent de salive pour les pétrir en bol et leur donner plus de facilité à pénétrer dans l'estomac. Ainsi réduits, ils arrivent dans un

conduit évasé, sorte d'entonnoir, le *pharynx*,
situé à l'arrière-bouche. La langue s'emploie à
ce mouvement de passage qu'on nomme l'acte
de la *déglutition*. Les aliments continuent leur
route à travers ce conduit, qui prend, après le
pharynx, le nom d'*œsophage*, et pénètrent dans
l'*estomac*. Avant d'y arriver pourtant, ils doivent
franchir le *cardia*, ouverture qui fait communi-
quer l'œsophage avec l'estomac.

L'*estomac* est l'organe essentiel de la digestion;
sa position et sa forme varient suivant le degré
de plénitude ou de vacuité, et selon les individus; néanmoins il est à peu près toujours au-
dessous des fausses côtes et dans l'hypochondre
gauche. Cette partie moyenne du ventre correspondante s'appelle *centre épigastrique* ou *épigastre*. Dans la plupart des affections de l'estomac, quand de la douleur se fait sentir, c'est là
qu'il faut habituellement diriger sa médication.

L'estomac a la figure d'une cornemuse, dont
la grosse extrémité, logée dans le côté gauche,
se continue en s'amoindrissant vers le côté droit.
C'est un muscle creux et ovoïde. Il communique
avec l'œsophage, comme nous l'avons vu, par le
cardia, et avec le *duodénum* ou la suite du canal
digestif, par une autre ouverture, sorte de soupape, le *pylore*.

Le *duodénum* est la première portion de l'intestin. Il continue la petite extrémité de l'estomac dont il est séparé par le pylore, garni d'une val-vule ou soupape destinée à empêcher les aliments de rétrograder du duodénum vers l'estomac. Il a à peu près douze travers de doigt de longueur, d'où il s'appelle *duodénum*.

Le duodénum précède le *jéjunum*, autre partie du tube intestinal, ainsi nommé parce que, dans les ouvertures cadavériques on le trouve presque toujours vide (à jeun).

L'*iléum* vient ensuite. C'est cette portion *tour-nante* sur elle-même de l'intestin, ou masse flot-tante qui forme à la partie moyenne du ventre un grand nombre de circonvolutions.

Cette portion du canal digestif est le petit in-testin. Après l'iléum, commence le *gros intestin*, ainsi nommé à cause de son plus fort calibre. Il se divise en *cœcum*, *colon ascendant* ou droit, *colon transverse*, et *colon descendant*. La termi-naison est le *rectum*, qui se termine par l'*anus*.

Les intestins et l'estomac sont constitués par trois membranes : une externe, le *péritoine*, l'autre dite *musculeuse*, médiane, et dont on distingue les fibres, surtout au gros intestin; et la troisième, *muqueuse*, interne. Sur cette der-nière membrane on voit des glandes et des fol-licules susceptibles de s'irriter fortement et d'oc-casionner de grands désordres.

Le *péritoine* est une membrane de nature séreuse qui recouvre presque tous les organes de la cavité abdominale, et qui, en se repliant sous les intestins, les embrasse et les attache à la colonne vertébrale; ce repli est le *mésentère*. Cette membrane, quand elle s'enflamme, donne lieu à une grave maladie, la *péritonite*.

Les aliments commencent à subir l'influence de la digestion proprement dite dans l'estomac. Là, ils se réduisent en une pâte grisâtre, homogène, et d'une odeur légèrement acide: c'est le *chyme*. Ce chyme parvenu au duodénum s'imprègne du suc *biliaire* et du suc *pancréatique*. Ces deux liqueurs viennent, l'une de la vésicule du fiel, l'autre d'une glande nommée *pancréas*, et sont versées dans le duodénum par des conduits particuliers aboutissant à leurs organes sécréteurs. Le chyme change alors de nature; il devient fluide, a l'apparence du lait, et se trouve absorbé par des vaisseaux très ténus nommés chylifères qui le répandent dans tout l'organisme. Ce nouveau produit est le *chyle*, ou suc nourricier. — L'autre partie du chyme qui a échappé à cette élaboration est plus résistante et jaunâtre. Elle occupe le centre de l'intestin et est rejetée au-dehors: ce sont les excréments.

Poumons, plèvres, respiration. — Les poumons sont deux organes légers, mous, crépi-

tants, élastiques, qui remplissent presque entièrement la cavité de la poitrine, séparés l'un de
l'autre par le *médiastin* et le *cœur*, et qu'on distingue en *droit*, et en *gauche*. Le premier, plus
volumineux, se divise en trois lobes; le second
n'en a que deux.

Les poumons sont recouverts par les *plèvres*.

Les *plèvres* sont deux membranes séreuses,
minces, transparentes, qui, après avoir tapissé
la face interne des côtes, se réfléchissent sur les
parties latérales de la colonne vertébrale, se rapprochent et recouvrent une très petite étendue
de la face interne des poumons, puis leur face
externe, et reviennent en avant tapisser un peu
de leur face interne, s'adosser entre elles, et s'en
éloigner ensuite pour aller sur le sternum et la
face interne des côtes. Elles interceptent ainsi
entre elles, en arrière, un espace triangulaire
où passent l'œsophage, la trachée, et qu'on
nomme *médiastin postérieur*; en avant, un autre
espace irrégulier rempli de tissu cellulaire en
forme d'X, dit *médiastin antérieur*.

Le conduit qui porte l'air, du nez et de la
bouche, aux poumons se nomme d'abord *larynx*,
puis *trachée-artère*. Le larynx est d'une configuration irrégulière difficile à exprimer : c'est l'organe de la voix. Tous les physiologistes ont tenté
d'expliquer ce phénomène; chacun a fait sa sup-

position et sa comparaison avec un instrument
connu et l'on est arrivé à conclure qu'un larynx
est un instrument sans analogue ; et la production de la voix est encore un mystère. La *trachée-
artère* est un canal cylindroïde placé devant la
colonne vertébrale, composé de seize à vingt
anneaux cartilagineux, unis entre eux par une
membrane fibreuse qui complète la circonférence
du tuyau en arrière. Son extrémité supérieure
est unie au cartilage *cricoïde*, sorte d'anneau qui
termine en bas le larynx ; à son extrémité inférieure, elle se bifurque et donne naissance à
deux autres conduits de même nature, nommés
bronches, dont une pour chaque poumon. Elles
se divisent ensuite et se subdivisent en une in-
finité de rameaux dont le diamètre va toujours
en décroissant.

Une membrane muqueuse mince et rougeâtre,
plissée en long, tapisse la trachée et les bron
ches, et présente un grand nombre de follicules
muqueux.

L'une des conditions indispensables à notre
existence, c'est que le sang soit sans cesse en
contact avec l'air par une surface équivalente
en étendue à la superficie du corps. Dans ce
contact, l'air enlève au sang quelques uns des
éléments qui le composent, et réciproquement
le sang s'empare de certaines propriétés de l'air.

L'échange qui s'établit ainsi entre le sang et l'air constitue la *respiration*, ou la transformation du sang veineux en artériel.

Pour que cet acte s'accomplisse, il faut que l'air entre dans la poitrine et qu'il en sorte. Ces deux phénomènes ont été nommés : le premier *inspiration*, le second *expiration*.

Deux choses sont à considérer dans la respiration : 1° l'acte mécanique effectué par la dilatation et la contraction du thorax et des muscles qui le font mouvoir, et l'acte chimique. L'air inspiré contient 21 parties d'oxigène, 79 d'azote, et une fort petite quantité d'acide carbonique. Lorsqu'il a séjourné quelque temps dans la poitrine, il en est chassé par l'effort expiratoire; mais alors sa quantité est diminuée, et sa composition n'est plus la même : sa portion respirable, l'oxigène, a subi une assez grande diminution, de 2 à 3 parties. Ce qu'il y a de remarquable, c'est que cette quantité ne varie pas comme la composition de l'air respiré; elle reste toujours la même, qu'il y ait peu ou beaucoup d'oxigène. L'air respiré contient encore plus d'azote et d'acide carbonique; selon certains physiologistes, la quantité d'azote ne varie pas.

Cœur, circulation sanguine. Le cœur est un muscle creux situé dans la poitrine un peu à gauche, entre les deux poumons, et au-dessus du *diaphragme* sur lequel il est obliquement courbé. (Le diaphragme est un grand muscle qui sépare la poitrine et le ventre; il forme cloison.) Le cœur a une forme conoïde; celle à peu près d'un cœur de carte à jouer dont la pointe est tournée en bas et à droite. Il est entouré et maintenu à sa place par une membrane de l'ordre des séreuses, le *péricarde*.

A l'intérieur, le cœur est divisé en quatre cavités : deux droites contenant du sang veineux; deux gauches pleines de sang artériel. Les cavités d'un côté communiquent entre elles, mais non avec celles du côté opposé, en sorte qu'on est réellement fondé à admettre deux cœurs presque distincts et adhérents l'un à l'autre.

Les deux cavités supérieures se nomment *oreillettes*; les deux inférieures, *ventricules*.

Les cavités droites destinées au sang veineux le reçoivent par des veines, et le renvoient aux poumons par un autre vaisseau, l'*artère-pulmonaire*. Ce sang veineux se trouve là en contact avec l'air ; il se débarrasse, ainsi que nous l'avons vu précédemment, des matières hétérogènes qu'il a puisées dans l'économie, et revient *hématosé* ou *artériel*, par les veines pulmonaires dans les cavités gauches du cœur, qui, en se contractant à leur tour, le poussent par l'artère *aorte* dans toutes les artères du corps.

La force qui chasse le sang artériel vient toute des contractions du cœur. Celle qui ramène le sang des veines au cœur dépend en partie de la grande élasticité de ces vaisseaux.

La dilatation a lieu dans les deux ventricules au moment où la contraction se fait dans les oreillettes, et réciproquement.

Le cœur suit dans ces mouvements un rhythme particulier. Ainsi, si l'on applique l'oreille à la région précordiale, on entend : 1° un bruit sourd et lent, accompagné d'un choc assez fort contre la paroi antérieure de la poitrine ; 2° un bruit plus éclatant et plus court ; 3° un repos complet. Laënnec a dit que le premier bruit correspondait à la contraction des oreillettes, et le second à celle des ventricules.

Harvey a découvert le phénomène de la circulation en 1628. Avant lui, des hypothèses, toutes assez éloignées de la vérité, avaient cours ; quelques unes même nous paraissent aujourd'hui fort ridicules.

Le *foie* est la glande la plus volumineuse ; il est d'une couleur rouge-brunâtre, et sa forme représente la moitié d'un œuf coupé suivant sa longueur. Il occupe tout le flanc droit ;

Le foie est entouré par la membrane séreuse dite péritoine, qui, en se repliant, lui fait un ligament suspenseur et deux latéraux, triangulaires : c'est son moyen d'union avec le diaphragme.

Des vaisseaux sanguins du foie, les uns y apportent le sang qui doit servir à sa nutrition et à sa sécrétion; ce sont l'artère hépatique et la veine porte: les autres emportent le sang qui a séjourné dans l'organe; ce sont les veines hépatiques.

La face inférieure du foie reçoit la vésicule biliaire qui va se dégorger dans le duodénum, et colorer en jaune les aliments chylifiés.

Le foie est l'organe sécréteur de la bile.

Reins, uretères, vessie, urètre. Sécrétion et excrétion de l'urine. Les deux reins sont les organes sécréteurs de l'urine. Ils sont situés profondément à droite et à gauche dans la région lombaire (région correspondant aux vertèbres des lombes ou extrémité inférieure de la colonne épinière). Leur couleur est d'un rouge brun. Ils ont la forme d'un haricot; dans les animaux, on les nomme les *rognons*. Ils sont composés, en allant de l'extérieur à l'intérieur de deux substances: l'une dite *corticale*, l'autre *tubuleuse* ou *mamelonnée*, parce qu'elle est constituée par de petits tubes ou entonnoirs saillant au-dessus d'une sorte de mamelon, et se réunissant tous à un conduit cylindrique d'une plus forte capacité, nommé *bassinet.* Ce bassinet lui-même se rétréci

subitement et forme les *uretères* ou canaux membraneux du volume d'une plume à écrire, se dirigeant vers la vessie entre les tuniques musculeuse et muqueuse de cet organe, et, après un
pouce de trajet, s'ouvrant au-dedans, en dessous
et en arrière.

La vessie est un vase musculo-membraneux,
conoïde chez l'adulte, cylindrique chez le fœtus,
et arrondi chez la femme. Elle est placée à la région *hypogastrique*, derrière les os *pubis*, saillie
garnie de poils chez l'homme, placée au-dessus
de la naissance de la verge.

Elle est composée de trois membranes : une
séreuse, le péritoine, qui la recouvre aux régions
supérieure, postérieure, et latérales; une *musculeuse*, et une *muqueuse* ou interne, garnie de
rides.

L'urètre est un canal membraneux de neuf à
douze pouces de longueur, qui prend à la vessie
et se continue dans la verge.

L'urine sécrétée par la substance corticale,
traverse la tubuleuse, va dans les *calices*, le *bassinet* et les *uretères* par suintement; puis elle passe
par intervalle des uretères dans la vessie. Quelques
uns disent que son écoulement correspond à
l'inspiration : si elle ne s'échappe pas continuellement par l'urètre, c'est que ce canal a une portion membraneuse qui se contracte, et que des

muscles dits releveurs de l'anus, exercent sur lui une pression.

Pour l'expulsion de l'urine, ces muscles se dé-tendent, et ceux de l'abdomen ainsi que le *dia-phragme*, en se contractant, pressent plus ou moins immédiatement la vessie, et la forcent à chasser le liquide qu'elle contient.

LIVRE DEUXIÈME.

————◆————

PETITE CHIRURGIE.

———

SAIGNÉES GÉNÉRALES.

———

Saignée du bras.

Quatre choses sont nécessaires pour la saignée du bras : 1° une lancette ; 2° et 3° deux bandes, une à ligature, l'autre pour maintenir la compression ; 4° une petite compresse carrée, pliée en plusieurs doubles, et grande comme une pièce de quarante sous.

1° La lancette est un instrument de chirurgie qui se compose de deux parties : la lame et la châsse.

La lame varie de forme ; elle est à grain d'orge, à grain d'avoine, ou à langue de serpent. Les lancettes à grain d'orge ont une pointe qui s'élargit assez brusquement ; celles à grain d'avoine sont à pointe plus allongée, et enfin celles à langue de serpent ont la lame très longue et très étroite.

On se sert généralement de la première espèce. Les deux autres, et surtout la dernière, sont employées pour saigner les personnes très grasses, lorsqu'on tient à faire une petite ouverture ;

2° La bande à ligature est longue d'un mètre et demi, et large de trois centimètres. On s'en sert pour comprimer le membre au-dessus du point qu'on veut saigner. Il faut se rappeler ce que nous avons dit de la circulation, et l'on comprendra le but de cette partie de l'opération : le sang artériel part du cœur et va se répandre dans toute l'économie ; les veines le rapportent au cœur en le reprenant aux extrémités par les capillaires. Au bras et au pied le sang veineux a donc un mouvement ascensionnel ; donc, en comprimant le membre sur une veine, on empêchera le sang de monter au-dessus, et on le forcera par cela même d'affluer en plus grande quantité dans le vaisseau, de le dilater sensiblement, et de le rendre plus facile à la ponction. On jette sa ligature médiocrement serrée, et on la fixe par une simple rosette, afin de pouvoir, au besoin, durant le cours de l'opération, la serrer ou la desserrer.

3° et 4° La petite compresse, pliée en plusieurs doubles, doit, quand on a obtenu la quantité de sang voulue, être appliquée sur la piqûre, et maintenue par une bande formant le 8 de chiffre avec le bras et l'avant-bras, pour empêcher la réouverture de la veine.

Choix de la veine à saigner. Voilà un des points essentiels de l'opération. Au pli du bras passent cinq veines qu'on peut saigner, et une artère qu'on doit toujours respecter, car sa lésion entraîne de graves accidents. Que faire pour la reconnaître et l'éviter? — D'abord, ôter au malade son vêtement s'il comprime le membre; placer le doigt indicateur sur le pli du bras pour s'assurer, par la pulsation de l'artère, et de sa position précise et de sa profondeur; puis choisir la veine la plus volumineuse, celle en un mot qui paraît devoir fournir le plus de sang, et qui soit en même temps assez éloignée de l'artère pour ne pas donner à craindre de la toucher.

Ces premières précautions prises, on fait asseoir le malade sur son séant s'il est au lit; sur une chaise s'il est levé. On lui noue autour du cou une serviette, ou mieux un drap qui le couvre tout entier pour le garantir du sang. On applique la bande à ligature à deux ou trois travers de doigt au-dessus du lieu que l'on veut piquer; on lui fait faire deux tours qu'on serre par degrés jusqu'à ce que les veines se gonflent. Un soin qu'on ne saurait trop recommander dans ce temps de l'opération, c'est, en mettant cette bande, de se garder de pincer ou de tirailler la peau de façon à détruire le parallélisme qui existe entre elle et la veine.

On fait ensuite plier le bras du malade, ce qui comprime encore les vaisseaux : on dispose de l'autre côté un aide, un bassin à la main, et on tient à sa portée sa petite compresse, sa bande à compression, une cuvette pleine d'eau fraîche, et du vinaigre dans un verre. On ouvre alors sa lancette de manière à former avec la lame et la châsse un angle aigu presque droit: on la met, tout ouverte, à la bouche, en dirigeant le talon du côté de la main qui doit opérer, à droite, si l'on saigne de la main droite, et à gauche, dans le cas contraire. On fait étendre le bras du malade, on prend sa main sous son aisselle gauche quand on opère de la main droite; on frictionne, avec le dos de la main, le membre de bas en haut pour faire gonfler les veines, tandis que le pouce de la main gauche qui soutient le bras, est appliqué à deux centimètres au-dessous du lieu choisi pour

la piqûre, et presse modérément et surtout per-
pendiculairement.

Alors on prend sa lancette de la main droite
entre le pouce et l'indicateur, ne laissant de libre
que trois millimètres de lame, la châsse dirigée en
haut, et appuyée contre ce dernier doigt, les trois
autres doigts arc-boutés par leurs extrémités sur
l'avant-bras du malade, servent de point d'appui
à la main de l'opérateur qui enfonce obliquement
la lancette dans la veine en suivant le sens de sa
largeur, puis relève la main pour la retirer per-
pendiculairement, de manière à agrandir l'ouverture avec le tranchant antérieur de la pointe.

Le sentiment d'une résistance vaincue, et la
sortie de quelques gouttes de sang, apprennent
que la veine est ouverte. Il est bon alors, afin de
ne pas inonder les personnes présentes ou les
meubles environnants, de tendre la peau avec le
pouce de la main gauche, ou même de l'appliquer sur l'ouverture de la veine, ce qui permet
d'avancer le bassin, et de diriger sur lui le jet du
sang.

Pour faciliter l'écoulement, on met dans la
main du malade un corps rond, soit un lancetier,
soit une bande, en lui disant de le presser entre
ses doigts; et de temps en temps on frictionne le
membre de bas en haut. L'opérateur n'abandonne
pas le bras avant que tout ne soit terminé; il le

soutient de ses deux mains, et, suivant que la ligature est trop lâche ou trop serrée, et que le sang ne coule pas, il serre ou desserre la rosette de sa bande à ligature.

La quantité de sang désirée obtenue, on pose sur l'ouverture de la saignée le pouce de la main qui tenait le bras du malade ; on fixe sa main sous l'aisselle et on l'y maintient, puis on lave à grande eau les taches de sang. On applique alors sa petite compresse et la bande par-dessus, en lui faisant décrire, ainsi que nous l'avons déjà dit, avec le bras et l'avant-bras le chiffre 8.

Accidents de la saignée. Parfois l'ouverture est trop étroite, ou l'on n'a pas conservé le parallélisme de la veine et de la peau, et du sang s'infiltre dans le tissu cellulaire. Il se forme alors une petite tumeur noirâtre qu'on nomme *trumbus*. On la fait disparaître en trempant sa compresse dans l'eau froide salée, et en l'arrosant pendant plusieurs heures avec cette liqueur.

Dans le cas où l'artère brachiale serait lésée, ce qu'on reconnaîtrait à la couleur rouge vermeille du sang artériel et à sa sortie par saccades correspondant aux battements du pouls, on ferait sur la blessure une forte compression. Pour cela on mettrait une pièce de monnaie entre deux linges, et par-dessus on échafauderait des compresses en pyramide dont la base, plus étroite, serait en contact avec la peau. Cet appareil resterait long-temps en place, de trois semaines à un mois, et le repos le plus complet du bras serait rigoureusement observé sous peine de graves dangers. La guérison paraîtrait certaine qu'il ne faudrait pas encore exposer le bras malade à de grands efforts.

— La saignée du bras se pratique d'ordinaire avec la main droite sur le bras droit, et avec la gauche sur le membre gauche. Beaucoup de chirurgiens n'observent pas cette règle; nous engageons en conséquence les capitaines à savoir d'abord très bien saigner d'une main; le reste s'apprendra plus tard.

Saignée du pied.

On saigne habituellement à un pouce au-dessous de la cheville, soit interne, soit externe, les veines dites *saphène* interne, ou *saphène* externe.

Comme pour la saignée du bras, l'instrument est ici une lancette. On l'ouvre encore à angle aigu, et on la met à la bouche, le talon tourné du côté de la main qui doit opérer. On a une bande à ligature qu'on applique au-dessous du mollet. Comme ces veines saphènes sont peu apparentes, on les rend plus volumineuses en faisant tremper la jambe dans un seau rempli aux deux tiers d'eau chaude. Quand elle y est restée quelques minutes, on l'en retire, et l'on s'assied vis-à-vis du malade. L'opérateur fait placer le talon sur son genou gauche, s'il opère de la main droite, et réciproquement. On fait de bas en haut avec le dos de la main des frictions sur la veine choisie : on retient le sang dans le vaisseau avec le pouce de la main qui embrasse le bas de la jambe, et on pratique la ponction comme pour la saignée précédente.

On place aussitôt le pied dans l'eau, et quand on a obtenu la quantité suffisante de sang (ce que l'on juge à la couleur de l'eau et à la durée de l'écoulement), on essuie avec précaution le pied et la jambe, on pose la petite compresse carrée, et on fait le bandage compressif appelé étrier. Pour cela il faut une bande, on laisse pendre en dehors et sous le talon un jet de 20 centimètres; après avoir, par quelques tours, couvert la compresse, on passe derrière le talon sous la plante du pied pour revenir faire des croisés en 8 de chiffre qui embrassent la jambe et le pied. On termine en nouant en dehors les deux chefs de la bande.

Cette saignée est usitée principalement contre les maladies inflammatoires des yeux et pour rappeler le flux hémorroïdal ou menstruel supprimé.

Saignée du cou ou de la veine jugulaire.

Cette saignée, fort délicate à cause des accidents auxquels, mal faite, elle entraîne, ne trouve pas sa place ici. On lui substituera des sangsues ou la saignée de l'artère temporale.

Saignée de l'artère temporale.

L'artère temporale, située des deux côtés du front, aux tempes, est la seule de toutes les artères qu'on se soit permis d'ouvrir ; sa position en est la raison ; elle est fort superficielle et repose sur un plan osseux qui offre de la résistance à l'instrument.

Le malade est couché ou assis, un aide lui maintient la tête ; on rase les cheveux s'il est besoin ; avec l'indicateur on s'assure du trajet de l'artère, et avec l'ongle on marque le point qu'on a choisi ; on la comprime avec le pouce au-dessous de l'endroit déterminé pour l'opération, et on la coupe avec un *bistouri* en faisant une incision de 1 à 2 centimètres de longueur ; le sang jaillit en arcades et par jets, avec sa couleur vermeille. Pour recueillir ce sang, qui le plus souvent s'écoule en bavant, il est bon de posséder le petit appareil de M. le baron Larrey, ou, ce qui le remplacera dans des cas urgents, une carte à jouer pliée en tuile : on la place au-dessous de l'ouverture. De cette manière on ne perd pas de sang ; il ne coule pas sur la face du malade, et il suit ce petit canal jusqu'au vase destiné à le recevoir.

Quand l'opération est achevée, on lave avec une éponge et de l'eau les parties ensanglantées ; puis on applique sur l'ouverture une petite compresse dite graduée parce qu'elle est pliée en pyramide, et on la fixe par une bande roulée circulairement autour de la tête.

Toutes ces saignées que je viens de décrire, destinées à diminuer la masse du sang en désemplissant les gros vaisseaux, et non à dégorger exclusivement les capillaires d'une partie, sont dites pour cela saignées générales.

Par opposition, on nomme saignées locales celles qui consistent à tirer le sang des capillaires d'une partie engorgée ; ce sont les *sangsues* et les *ventouses scarifiées*.

SAIGNÉES LOCALES.

—

Sangsues.

Les sangsues sont un puissant agent en thérapeutique, comme on le verra dans cet opuscule. Il importe donc de savoir les conserver à bord des navires. Bien des expériences ont été tentées dans ce but ; voici celles qui nous ont paru les meilleures. Laissons parler le professeur Forget (*Médecine navale*, t. II, p. 146).

On enferme les sangsues dans des vases de verre ou de grès, opaques et solides ; un bocal de cinq litres et demi ne doit pas en contenir plus de deux cents ; on l'emplit d'eau aux deux tiers. Il faut renouveler le liquide tous les huit jours en hiver, et tous les deux jours dans les grandes chaleurs. On verse l'eau et les sangsues dans un baquet d'où on les retire une à une en les dégageant de leurs impuretés, pour les replacer dans leur bocal bien nettoyé et contenant de l'eau pure et fraîche. Cette eau doit avoir la même température et approcher le plus possible de zéro. Il faut aussi enlever soigneusement les sangsues mortes, dans la crainte qu'en les laissant avec les autres elles les corrompent et soient une cause d'infection. Les transitions subites du thermomètre paraissent exercer sur elles une impression funeste. Il convient encore d'avoir deux bocaux dont on se sert alternativement ; on les recouvre d'un linge ou d'un papier percé de trous, moins pour favoriser la respiration des sangsues que pour prévenir la corruption de l'eau ; on dépose ensuite les vases dans un endroit frais et à l'abri du soleil. Il importe

beaucoup de ne pas oublier de les changer régulièrement, et il est bon pour cela de les avoir
fréquemment sous les yeux.

Les sangsues se trouvent en abondance à
Terre-Neuve, dans le Levant, au Sénégal, au
Chili, dans l'Inde. Si l'on allait dans ces parages,
il ne faudrait pas manquer de s'en approvision-
ner. Les sangsues pêchées dans l'eau courante
sont préférables à celles qu'on trouve dans les
marais, les étangs et les fossés. Pour les faire
dégorger, on les mettra dans de l'eau de sel
(une partie de sel de cuisine sur huit d'eau)
pendant huit minutes; ensuite on les placera dans
un vase à part jusqu'à ce qu'elles ne salissent
plus d'eau, et qu'elles se montrent, par la viva-
cité de leurs mouvements, susceptibles de servir
de nouveau. Cette époque varie de quinze jours
à six semaines.

Les sangsues ont une bouche triangulaire garnie de trois dents tranchantes qui agissent en
sciant; elles aspirent d'abord pour faire le vide,
puis elles déchirent la peau et tirent le sang par
succion. La plaie qu'elles font est triangulaire,
et représente la configuration extérieure de leur
appareil buccal.

On applique les sangsues de diverses manières.
Avant de les employer, on les sèche entre deux
linges pour les rendre plus avides; si on les met

sur une large surface, il suffit auparavant d'humecter la partie avec du lait ou de l'eau sucrée, puis d'entourer le malade d'un drap assez serré pour qu'elles ne changent pas de place.

Si, au contraire, la surface est étroite, on les applique une à une avec la main; quand on craint de les voir s'échapper des mains, et entrer dans une cavité d'où on les retirerait difficilement, à l'aide d'une aiguille on leur passe un fil à la queue pour les retenir, et on les pose avec un tube en verre.

On se sert avec succès d'une pomme de reinette creusée à son centre et contenant les sangsues. Ce procédé convient quand on est pressé et qu'on veut limiter l'espace.

On attend ordinairement la chute naturelle des sangsues; si pourtant elles tardaient trop à tomber, on leur jetterait sur la tête quelques grains de sel, de tabac ou de poivre, mais jamais on ne les arrachera avec violence.

Pour faire saigner les piqûres, il importe de les laver avec une éponge imprégnée d'eau tiède; si les sangsues ont été mises dans la bouche, on se gargarise; si à l'anus ou au périnée, on prend un bain de siège.

Quand on a fait une application de sangsues à la poitrine, au ventre ou aux membres, il est bon, après avoir arrosé la partie une heure ou deux avec de l'eau tiède, de la couvrir d'un cataplasme chaud de farine de graine de lin, ou de compresses imbibées d'eau de mauve tiède, qu'on arrose de temps en temps sans les enlever.

Parfois une hémorrhagie veineuse ou artérielle succède à une piqûre de sangsue; après vingt-quatre heures, si elle existe encore, elle devient inquiétante surtout chez les jeunes enfants; on la combat avec de l'amadou, ou du linge brûlé, ou la poudre de colophane. Si ces moyens employés séparément ou simultanément ne donnaient pas un résultat satisfaisant, on cautériserait chaque piqûre assez profondément avec le nitrate d'argent fondu (pierre infernale) ou avec une pointe de stylet mousse rougie au feu.

Ventouses sèches et scarifiées.

Il y a un autre procédé que les sangsues pour dégorger les vaisseaux capillaires d'une partie enflammée, c'est celui des ventouses; et, à défaut des premières, on se servira toujours de celles-ci.

On met les ventouses de plusieurs manières; la plus simple, et la plus praticable en tout temps, n'exige pour instruments qu'un verre moyen à boire, à bords mousses, et du papier enflammé.

Le lieu de l'application une fois bien déterminé, on prend le verre de la main droite, l'ouverture dirigée en haut, on allume à une chandelle un morceau de papier grand comme une papillote ; on le refoule tout enflammé au fond du verre, qu'on renverse sur la partie avec précaution, afin que le papier ne change pas de place et ne brûle pas la peau. Il se fait alors une élévation et une rougeur à l'épiderme, circonscrites par les bords du verre.

Au lieu de papier, on se sert encore d'étoupe imbibée d'alcool. Dans ce cas, on la place d'abord au fond du verre, qu'on présente à la flamme pour l'appliquer aussitôt.

La ventouse comme je viens de la décrire est dite *sèche*.

Voici la théorie de ce phénomène :

En faisant brûler un corps dans un espace restreint, comme un verre, la combustion n'existant qu'en dérobant à l'air quelques uns de ses éléments, l'air se raréfie, conséquemment sa pression devient moindre que sur les autres parties du corps, et la peau se soulève en cet endroit. Si le verre adhère, c'est encore à cause de la pression extérieure de l'air sur lui, qui est plus forte que celle de l'air intérieur ; et enfin, pour cette raison encore, plus que pour la chaleur, les capillaires sont surexcités et produisent dela rougeur.

La ventouse sèche opère une dérivation salutaire en attirant le sang dans une partie saine et forte au détriment d'une autre partie enflammée. On s'en sert principalement pour exciter la peau et chasser une douleur interne.

Quand on veut scarifier une ventouse, il faut d'abord l'appliquer sèche par un des procédés que nous avons décrits ; on la laisse huit à dix minutes, puis on l'enlève en déprimant avec le bout du doigt les parties environnantes. Alors avec un bistouri à lame convexe, ou un rasoir bien tranchant, ou même avec une lancette (on se sert de la partie moyenne, et non de la pointe), on fait des incisions de la longueur de la surface *ventousée* dans un seul sens, autant quep ossible celui des fibres musculaires. La profondeur des scarifications varie ; pourtant elle ne doit jamais avoir plus d'un demi à un millimètre.

Pour faciliter l'écoulement sanguin, on réapplique la ventouse comme nous l'avons enseigné. On peut la poser encore après avoir lavé la partie avec de l'eau tiède. On renouvelle ainsi son emploi, selon la quantité de sang qu'on désire ; puis on couvre ces scarifications d'un cataplasme chaud de farine de graine de lin, ou de compresses imbibées d'eau de mauve tiède.

Vésicatoires.

Il y a deux classes de vésicatoires : les uns produisent un effet instantané ; les autres, produits par des substances moins violentes, exigent plusieurs heures pour donner le même résultat.

On se sert pour les premiers d'eau bouillante, d'ammoniaque pure, ou du marteau de *Mathias Mayor*.

L'eau bouillante étant la matière la plus commune et la plus simple à employer, nous l'indiquerons de préférence.

Pour s'en servir, on prend un vase dont l'ouverture a la forme et l'étendue qu'on veut donner au vésicatoire. On le remplit aux deux tiers d'eau bouillante, et on le renverse brusquement sur la partie, assez adroitement pour qu'il ne s'en échappe pas une goutte. Il est important de ne pas laisser trop long-temps cette eau bouillante en contact avec la peau, car elle y déterminerait des escarrhes toujours lentes à guérir.

Les vésicatoires qui produisent un effet aussi sûr, ordinairement même davantage, mais moins prompt, sont composés comme il suit : on coupe un linge à tissu serré de la grandeur voulue ; on y étend avec une spatule et partout en égale quantité une couche de trois millimètres de pommade de garou, ou au besoin de cérat simple.

Cela fait, on jette sur cet emplâtre de la poudre fine de mouches cantharides, et le vésicatoire est préparé.

Il y a d'autres modes de vésicatoires mieux conditionnés, usités dans les officines ; mais celui-ci étant plus simple et plus praticable, nous le conseillons particulièrement.

Avant d'appliquer un vésicatoire, on frotte légèrement la partie avec du vinaigre ; on pose ensuite son emplâtre préparé, qu'on maintient avec des bandelettes de diachylon gommé. On recouvre l'appareil d'une compresse, et on le fixe par quelques tours de bande médiocrement serrés si le vésicatoire est placé sur un membre, ou par un bandage de corps si c'est sur le tronc.

Pansement des vésicatoires. — On appelle vésicatoires volants ceux qui ne doivent pas suppurer. Aussitôt qu'ils ont pris, il faut songer à hâter leur cicatrisation. Si l'on s'est servi de l'emplâtre saupoudré de mouches cantharides, cinq heures après on lève l'appareil, et après avoir percé la vésicule en divers endroits pour en faire sortir la sérosité qui s'est accumulée, on recouvre la plaie d'un linge fin troué, plus grand qu'elle, et enduit de cérat. On met par-dessus de la charpie en plumasseaux et une compresse avec une bande.

Si l'on veut un vésicatoire à demeure, on ne

se contente pas alors de crever la vésicule. D'abord, au lieu de laisser séjourner l'emplâtre cinq heures, on le maintient seize heures en place pour obtenir un effet plus sûr et plus profond; puis on détache la membrane circulaire avec la pointe mousse des ciseaux. Des chirurgiens l'enlèvent en entier, et appliquent par conséquent sur le vif l'appareil de pansement. C'est très douloureux pour le malade. Je préfère, après avoir détaché la vésicule, la conserver; elle vient le lendemain avec le pansement, et le vif est moins sensible que la veille. Quelque procédé qu'on adopte, on enduit un linge fin de cérat, et on en recouvre la plaie. Le surlendemain, on met au milieu de la couche de cérat de la pommade épispastique de la largeur d'une pièce de dix sous, pour que la suppuration se forme au centre.

On continue ce pansement jusqu'à ce qu'on veuille arrêter le vésicatoire, avec le soin toutefois de faire varier la quantité de pommade épispastique selon le degré de suppuration qu'on désire. Pour le supprimer, on le panse avec le cérat chloruré, et quelques jours après, il est entièrement sec.

Parfois un vésicatoire s'ulcère; il prend un aspect fâcheux, saigne, bourgeonne. Dans ce cas, il faut aussitôt cesser de l'exciter. On emploie alors les adoucissants tels que le cérat opiacé, les lotions d'eau de mauve. Pour les bourgeons, on les déprime en les touchant avec la pierre infernale.

Quand on emploie les vésicatoires comme rubéfiants, on laisse deux heures au plus, appliqué, l'emplâtre à vésicatoire. Il faut rougir seulement la peau, comme l'indique le mot lui-même, *rubéfiant*. Un procédé plus sûr et plus expéditif est celui de M. *Mathias Mayor*. Il se sert, quand il veut rubéfier une petite surface, d'un marteau ordinaire qu'il laisse séjourner cinq minutes dans l'eau bouillante, et l'applique sur l'épiderme. La durée du séjour dans l'eau bouillante constitue des rubéfactions à divers degrés. Mathias Mayor conseille encore ce procédé pour des vésicatoires instantanés, et nous ne saurions trop les recommander aux marins pour tous les cas où le vésicatoire ne devra pas avoir une grande étendue. Toutefois il est essentiel alors de laisser le marteau assez long-temps dans l'eau bouillante pour *vésiquer* fortement la partie. On fait les mêmes pansements que ceux indiqués plus haut pour les mêmes circonstances. Quant aux irritations produites par les rubéfiants dont l'action attire violemment le sang dans les capillaires cutanés, et remplace l'effet de la ventouse sèche, si on les panse, c'est avec une compresse fine enduite de cérat.

Cautères.

On se sert des cautères pour entretenir une irritation permanente par la présence d'un corps étranger.

On établit les cautères : *au bras*, dans l'enfoncement qui se trouve à la partie externe et inférieure du moignon de l'épaule; *à la cuisse*, dans la petite dépression qui existe à sa partie inférieure et interne; *à la jambe*, au-dessous de la partie interne du genou; *à la tête*, au-dessous et en arrière de cet os bombé et volumineux, l'*apophyse mastoïde*, situé en dehors des oreilles; *à la poitrine*, de chaque côté, immédiatement sous la partie moyenne des clavicules. (Voyez les planches anatomiques.)

Nous indiquerons deux procédés : le premier applicable aux membres exclusivement; le second pouvant être employé indifféremment, selon les circonstances et à la convenance du malade, sur toutes les parties du corps désignées plus haut.

1° *Procédé de l'incision avec le bistouri.* On fait un pli à la peau, un aide le maintient, et on incise avec le bistouri dans l'étendue de trois à quatre lignes : une boulette de charpie est mise dans l'ouverture; on recouvre la petite plaie avec une compresse qui sera soutenue par quelques tours de bande. L'appareil ne sera levé que le deuxième ou le troisième jour; alors la suppuration commence à se former; on remplace la boulette de charpie par un pois ordinaire.

2° *Procédé de l'escarrification.* On prend une pièce de sparadrap de diachylon large de trois travers de doigt, percée à son milieu d'une ouverture ayant 3 millimètres de diamètre; on la colle sur la partie, on place dans la petite ouverture un fragment de potasse caustique (pierre à cautère) du volume d'une lentille. Pour empêcher que la potasse ne fuse, on l'entoure avec un peu de charpie, et par-dessus le tout on met un second morceau de sparadrap, un peu plus large que le précédent; une compresse et un bandage circulaire ou une bande assujetissent l'appareil. L'effet de la potasse est opéré au bout de douze ou vingt-quatre heures : alors on décolle avec attention les emplâtres, on fend l'escarrhe crucialement avec la pointe d'un bistouri, et on la recouvre d'un cataplasme émollient, pour l'assouplir et faciliter sa chute : lorsqu'elle est tombée, on insinue le pois dans l'ouverture qu'elle a laissée.

Pour entretenir la suppuration du cautère de quelque manière du reste qu'il ait été placé, on oint le pois avec de la pommade épispastique.

Si la cavité du cautère était profonde, on traverserait le pois avec un fil que l'on collerait sur les côtés avec une petite bandelette agglutinative.

On fait aussi entrer dans le bandage du cautère une plaque de corne, d'argent, de fer-blanc ou de gomme élastique afin de garantir la partie de toute pression douloureuse, surtout chez les personnes qui font beaucoup de mouvements et qui veulent se préserver de toute odeur.

On panse les cautères plus ou moins souvent, suivant l'abondance de la suppuration.

Séton.

On applique un séton ordinairement à la nuque : pour cela, on fait deux ouvertures à la peau, et pour entretenir l'irritation on y passe une mèche de linge, de la largeur de deux centimètres, effilée sur les côtés.

On rase d'abord la nuque. — Voici comment *Legouas* décrit cette opération : L'opérateur, placé derrière le malade, fait aux téguments un pli longitudinal dont il donne une extrémité à tenir à un aide, tandis qu'avec sa main gauche il saisit l'autre extrémité ; avec la main droite munie d'un bistouri, il traverse la base du pli ; cela fait, il passe, à l'aide d'un stylet boutonné percé d'une ouverture longitudinale à sa base, la bandelette appelée séton.

On laisse sur la peau une partie du séton, dont un bout dépasse de quelques centimètres la plaie, tandis que l'on replie le bout le plus long pour l'arrêter dans l'appareil. Celui-ci se compose d'un gâteau de charpie, d'une compresse et de quelques tours de bande sur le col. Pour plus de solidité, chez les enfants ou chez les malades indociles, on coud ensemble ou bien on noue mollement les deux extrémités du séton.

Deux ou trois jours après l'opération, on lève le premier appareil, on graisse la bandelette avec du cérat dans l'étendue de 4 à 5 centimètres près de la plaie, on retire du côté opposé la portion que le pus a salie, pour la retrancher avec des ciseaux : on continue de la même manière les autres pansements. Lorsque la bandelette est presque entièrement épuisée on en coud une autre au bout qui reste, et on la fait passer dans le séton en la tirant du côté opposé.

Hémorrhagies.

On donne le nom d'hémorrhagie, en chirurgie, aux écoulements de sang qui sont la suite de plaies faites aux parois des vaisseaux sanguins artériels ou veineux. Si l'hémorrhagie est artérielle, on la reconnaît à la couleur vermeille du sang qui sort par jets et par saccades et s'écoule avec une grande promptitude. Si l'hémorrhagie est veineuse, le sang est d'une couleur rouge foncée : il sort lentement et par un jet continu. Enfin, si l'hémorrhagie est produite par la division des vaisseaux capillaires, le sang s'échappe en nappe de toute la surface de la blessure. Il y a divers moyens d'arrêter ces hémorrhagies : la ligature, la compression et les poudres hémostatiques (poudres propres à arrêter les hémorrhagies).

Ligature. On se sert de la ligature seulement pour les hémorrhagies des gros vaisseaux artériels; il faut pour cette opération des fils cirés, une pince à dissection ou une aiguille courbe. Quand l'artère est apparente, on la saisit avec la pince, puis on fait glisser sur elle un nœud de fil ciré; un aide est chargé de serrer le nœud et d'en faire un second pour donner de la solidité au premier.

On recourt à l'aiguille courbe pour faire la ligature quand l'artère n'est pas apparente. Alors, avec l'aiguille garnie d'un fil ciré, on comprend l'artère et le tissu cellulaire et les parties musculaires qui l'environnent, et on serre fortement comme plus haut l'anse de fil.

Nous avons dit, à l'article *sangsues*, qu'on employait un stylet rougi au feu ou la pierre infernale pour cautériser leurs piqûres quand l'hémorrhagie n'avait pas cédé aux autres moyens.

On s'en servirait encore dans le cas où une petite artériole laisserait couler le sang trop long-temps, et qu'il fût nécessaire de l'arrêter.

La *compression* s'exerce directement sur le vaisseau ouvert, avec des compresses pliées en pyramide et une grande bande solidement assujettie.

Parmi les *hémostatiques*, nous conseillons de préférence la *poudre de colophane* et le linge brûlé qu'on mettra en contact immédiat avec le lieu de l'hémorrhagie.

Cathétérisme.

Cette opération a pour but d'établir une voie d'expulsion à l'urine qui reste accumulée dans la vessie sans en pouvoir sortir.

Il y a plusieurs procédés en usage : les chirurgiens se servent ordinairement de sondes creuses en argent. Pour nous, dans la crainte qu'avec des instruments aussi solides, on ne fasse de fausse route en cherchant à vaincre les résistances, nous conseillons les sondes en caoutchouc sans mandrin; le mandrin est utile pour nettoyer la sonde.

On se place à la gauche du malade étendu sur le dos horizontalement, près du bord gauche de son lit. Il importe encore de placer sous son derrière un drap roulé ou un oreiller, un corps assez volumineux, en un mot, pour faire saillir la partie antérieure. L'opérateur saisit la verge de la main gauche, découvre l'orifice de l'urètre, et le gland même s'il est possible. Il applique derrière la couronne du gland le pouce d'un côté, l'index et le médius de l'autre pour ne pas comprimer le canal, et relève la verge dans une direction presque perpendiculaire. La sonde est saisie par son extrémité inférieure, le pouce de la main droite en dessus, l'index et le médius en dessous. Le chirurgien, après l'avoir enduite préalablement d'huile ou de tout autre corps gras privé de propriétés nuisibles, l'introduit lentement, tenant toujours la verge elevée. Dès que la sonde paraît rendue à la vessie, il courbe tout-à-coup la verge sur le ventre, et imprime à la sonde une impression un peu vive. Dans le même temps qu'il la sent entrer dans la vessie, il doit appliquer le pouce sur l'orifice extérieur de la sonde afin de diriger le jet d'urine à volonté.

Dans toute cette manœuvre, il ne faut pas oublier de longer continuellement avec le bec de la sonde, la paroi supérieure du canal de l'urètre, la paroi inférieure étant couverte de plis transversaux qui l'arrèteraient dans sa marche.

On fera cette opération lentement et avec toutes les précautions imaginables pour éviter les accidents ; chaque fois, on nettoiera soigneusement l'instrument à l'intérieur avec le mandrin, à l'extérieur avec de l'huile et un morceau de lainage.

Nous avons indiqué de préférence les sondes en caoutchouc; si toutefois on aimait mieux les sondes en métal, nous sommes loin d'en dissuader, certains praticiens s'en servant habituellement; seulement nous ajouterons que dans ce cas les précautions ne sauraient être trop grandes.

Cataplasmes.

Les cataplasmes s'appliquent ou immédiatement sur la peau, préalablement rasée, ou bien entre deux linges très minces. (Voir cataplasmes, pour leur composition).

Sinapismes.

Les sinapismes sont des cataplasmes faits avec de la farine de graine de moutarde délayée dans le vinaigre; ils ne doivent pourtant pas être liquides : on les applique toujours à nu sur la peau, sans contact intermédiaire. D'ordinaire on leur donne la forme d'un carré long. On ne les emploie guère qu'aux jambes, aux cuisses, aux poignets, aux bras, et aux pieds en bottines. On les maintient avec une compresse et des tours de bande.

Il faut, avant ces applications, raser les poils ; on évite par là des souffrances au malade.

Il est difficile d'indiquer précisément le temps qu'on laissera les sinapismes en place, car la farine de graine de moutarde sera plus ou moins forte, et la maladie plus ou moins pressante. En général, quatre ou six heures suffisent. Il faut, au moins, que des picotements se fassent sentir.

LIVRE TROISIÈME.

MÉDECINE.

NOTA. Dans cette partie de mon travail, j'ai divisé le corps par régions; il aurait été sans doute plus rationnel de classer les maladies par lésions de tissus semblables, mais la clarté, je crois, y aurait perdu, et comme ici elle est une condition essentielle, j'ai dû lui sacrifier une bonne méthode. Tous les mots de médecine terminés en *ite* indiquent l'inflammation de l'organe dont le nom commence le mot. Ainsi : *méningite*, inflammation des méninges ou membranes du cerveau; *amygdalite*, inflammation des amygdales, etc,

MALADIES DE LA TÊTE.

Appareil nerveux. Inflammations des membranes du cerveau ou méninges, *Méningite.*

Méningite.

Causes. L'abus des boissons alcooliques; les plaies ou les contusions du crâne, l'inflammation de toutes les membranes séreuses (voyez *Pleurésie*, *Péritonite*, etc.).

Symptômes. D'abord mal de tête (*céphalalgie*); coloration de la face; état d'inquiétude et d'agitation. parole brève, mémoire troublée; plus tard délire; puis, au désordre intellectuel succèdent un anéantissement général et l'immobilité des pupilles. Viennent ensuite des soubresauts dans les membres, de la roideur, des convulsions, et enfin la mort.

La méningite peut exister seule ou simultanément avec une *gastrite*, une *pneumonie*, certains *typhus* et des *empoisonnements* (voyez ces mots.)

Traitement. La *méningite* dans sa première période doit être traitée énergiquement. Au moment de la réaction fébrile la plus forte, pendant le paroxysme, on saigne la veine du bras.

On répète la même opération s'il est besoin. La quantité de sang tirée par la veine variera suivant la congestion céphalique et la force du sujet; elle sera toujours de quatre à cinq cents grammes.

Si, après ce premier moyen la diminution des symptômes n'est pas sensible, on a recours aux sangsues qu'on applique de 3o à 5o derrière les oreilles ou à la nuque. Des praticiens mettent les sangsues en permanence au front ou aux tempes, ce qui, à ma connaissance, a très souvent produit de bons résultats. On commence par en poser dix, puis on en met de nouvelles par trois ou quatre à mesure que les premières tombent. Ainsi, on a un écoulement sanguin continu.

Si la méningite est survenue à la suite d'une suppression de quelque flux sanguin, il faut tout d'abord y suppléer par une application de sangsues dans le lieu où il existait.

On seconde ce traitement *antiphlogistique* (*anti-inflammatoire*) par les bains de pied d'eau de mer chaude, ou d'eau de mer chaude avec 125 grammes de farine de graine de moutarde.

On donne en boissons l'eau d'orge ou l'eau de gomme; s'il y a constipation, on leur préférera la limonade avec le sirop tartrique, en un mot les tisanes légèrement laxatives. On éloigne encore le bruit et la lumière. Dans la seconde période, des compresses trempées d'eau froide vinaigrée (*oxycrat, mélange de parties égales d'eau et de vinaigre*) seront mises sur le front.

Quand la tendance à l'assoupissement se manifeste, que la stupeur s'accroît et que l'intelligence s'obscurcit, si le pouls devient petit, de fréquent qu'il était, on emploie les révulsifs aux membres inférieurs, les ventouses scarifiées par exemple. Un large vésicant à la nuque mis avec l'eau bouillante par le procédé de Mayor (voyez vésicatoire) peut rappeler le malade de cet état (le *coma.*)

Ces moyens échouent-ils, on donne une potion gommeuse de 125 grammes à laquelle on ajoute 65 centigrammes de tartre stibié en poudre : dès que la sensibilité se réveille, on suspend cette potion que l'on buvait comme presque toutes les potions, c'est-à-dire par cuillerées. On promène ensuite des cataplasmes chauds sinapisés sur les membres inférieurs, et on frictionne le ventre, la poitrine et les membres avec l'éther.

Si la méningite paraît sous forme chronique, on aura un exutoire, comme un séton à la nuque, en permanence. On emploiera les sangsues aux périodes d'exacerbation, on pratiquera une saignée et l'on fera habituellement usage des laxatifs. Les applications froides sur la tête, en affusions, seront encore fort utiles.

Pour faire des affusions froides, on a de l'eau de 15 à 25 degrés + o du thermomètre centigrade qu'on dirige sur la tête pendant que le malade (précaution bonne à prendre surtout quand on craint quelque affection du *côté* de la poitrine) est dans un bain chaud.

Congestion cérébrale. (Coup de sang.)

Causes. — Vives affections morales, excès de liqueurs spiritueuses, maladies du cœur.

Symptômes. — Perte subite de connaissance ; embarras dans la parole. Ces phénomènes sont de courte durée ordinairement ; après trois jours, le malade est mort ou tout-à-fait guéri.

Traitement. — Le même que pour l'*apoplexie.*

Apoplexie. (Hémorrhagie cérébrale.)

Causes. — La vieillesse, l'ivresse, et une prédisposition héréditaire.

Symptômes. — Une paralysie plus ou moins complète survient habituellement dans l'apoplexie ; la paralysie se prolonge d'autant plus alors que l'épanchement sanguin au cerveau est plus considérable ; la respiration est gênée, le pouls est dur et plein ; il y a constipation et rétention d'urine (voyez *cathétérisme*). Si la paralysie existe d'un côté seulement, les muscles de la face du côté sain sont tirés en haut ; ceux du côté malade, au contraire, se relâchent et demeurent pendants ; la pointe de la langue est dirigée du côté affecté.

Traitement. — Au début, une large saignée du bras ; si le malade reste dans le *coma*, renouvellement de la saignée ; de 20 à 30 sangsues à la nuque ou applications de ventouses scarifiées ; eau froide vinaigrée sur le front, et sinapismes aux pieds.

Si pourtant il y avait refroidissement du corps et une *syncope (collapsus)* qui menaçât promptement la vie du malade, au lieu de saigner tout d'abord, on rappellerait la circulation par un vésicatoire à l'épigastre ou sur le cœur au moyen de l'eau bouillante, par le procédé de *M. Mayor*, et des lavements irritants. Dès que le pouls est relevé et que la chaleur de la peau est rétablie, il faut saigner.

Si l'apoplexie survient à la suite d'une indigestion, la saignée détermine le vomissement et devient par cela même doublement utile. On peut du reste le provoquer en titillant la luette avec les barbes d'une plume ; on donne alors des boissons délayantes, des lavements émollients ou purgatifs ; on fait uriner avec la sonde s'il y a rétention d'urine (voyez *cathétérisme*) et on donne une boisson nitrée. On a récours deux et trois fois à la saignée dans le cas où les phénomènes morbides ne se dissipent pas assez promptement. Quand on ne peut plus saigner, et que le membre paralysé cause beaucoup de souffrance, on emploie les vésicatoires aux cuisses (partie interne et supérieure), les lavements purgatifs; et si l'estomac n'est pas trop irrité, on donne les stimulants (voyez ce mot) et même des drastiques à haute dose (voyez *potion drastique*).

Le régime doit être sévère jusqu'au moment où on ne redoute plus d'inflammation. On favorise la résolution de la paralysie en soumettant le malade aux effets du galvanisme, ou, ce qui est plus praticable à bord, en appliquant un cautère ou un séton sur les membres, et en les soumettant à des douches.

Encéphalite. (Inflammation du cerveau.)

Causes. — Vives affections morales, abus de liqueurs alcooliques, percussions du crâne, et toutes les causes de l'inflammation en général.

Symptômes. — Quelque temps avant l'invasion de la maladie, on éprouve du malaise, de la pesanteur de tête, des illusions d'optique, puis la première période survient.

1re *période*. — Elle est caractérisée par des convulsions de muscles; les facultés intellectuelles sont peu ou point diminuées. Le délire est rare, parfois les membres sont douloureux.

2e *période.* — Les muscles deviennent flasques et tombent en paralysie, ils se relâchent; il y a perte de sensibilité du côté affecté, et l'intelligence est nulle; on observe alors tous les phénomènes de collapsus.

La 3e *période* se manifeste quand la suppuration succède à l'épanchement sanguin, quand l'apoplexie s'est combinée avec l'encéphalite.

Traitement. — Il consiste à combattre, comme dans la méningite, avec énergie les premiers symptômes, par des saignées du bras réitérées, des sangsues au cou, aux tempes, derrière les oreilles, les réfrigérants sur la tête, les bains de pieds chauds et irritants (*Sinapisés*).

Les symptômes de la maladie persévérant, on recourt aux mêmes indications de traitement, et on agit sur l'intestin avec des boissons laxatives et des lavements purgatifs, pourvu cependant que l'intestin ne soit pas le point de départ de l'encéphalite.

S'il y a rétention d'urine, il faut sonder (voyez *cathétérisme*). Si l'irritation cérébrale cesse et que la paralysie succède aux spasmes, si l'intelligence est nulle et le collapsus général, on emploiera l'éther en potion ou quelque peu de vin généreux. Quand l'encéphalite prend un caractère chronique, on recourt aux révulsifs comme pour la méningite, aux vésicatoires à la nuque, aux cuisses, aux mollets, et aux frictions de pommade stibiée sur le cuir chevelu.

Tétanos.

On nomme tétanos des convulsions permanentes de tous les muscles ou de quelques muscles seulement. Nous plaçons ici le tétanos, parce que le siége premier de cette affection est dans le système nerveux cérébral.

Causes. — Le tétanos est *traumatique ou spontané* : traumatique, quand il succède à une blessure, et il est plus fréquent dans ce cas que dans l'autre; *spontané*, s'il provient de causes obscures, d'émotions vives, d'une température très basse ou très élevée.

Dans les *Antilles*, il atteint souvent les négrillons dans les premiers jours de leur naissance ; cela vient de ce qu'on ne les abrite pas contre le froid, et qu'une bande mal assujettie sur la cicatrice ombilicale y exerce un grand tiraillement.

Symptômes. — Dans le tétanos général, le malade est roide, et se laisserait enlever comme une statue. D'autres fois, il n'y a de malades que les muscles du cou, le derrière du tronc, ou les muscles des lèvres et les élévateurs de la mâchoire inférieure.

La durée ordinaire est de 20 à 40 jours. Si la

terminaison doit être funeste, le spasme semble s'étendre au diaphragme, et le malade meurt suffoqué.

Traitement. — Presque tous les moyens usités ont été inutiles; on cite de rares exceptions de guérison. Lisfranc, chirurgien célèbre de l'époque, a guéri un malade qui en était atteint avec huit saignées du bras et 800 sangsues le long de la colonne vertébrale. On suppléera aux sangsues par les ventouses scarifiées, puis on donnera des bains tièdes de 20 heures.

L'opium a été administré à la dose de 650 centigrammes en 24 heures; nous conseillons de l'employer, mais seulement de 55 à 65 centigrammes d'extrait gommeux seulement (voyez pilules d'opium) dans la crainte d'imprudence. De profondes cautérisations faites aux mollets et à la colonne vertébrale avec un fer rougi à blanc sont un moyen pénible sans doute, mais nous ne doutons nullement de leur puissant effet. Aux grands maux les grands remèdes.

Calenture.

La calenture est une affection qu'on regarde comme propre aux navigateurs, et qui semble devoir être rattachée aux irritations cérébrales.

« Elle consiste, dans les latitudes chaudes, en un délire frénétique accompagné d'hallucinations riantes qui font que la surface de la mer apparaît au malade comme une prairie verdoyante, un séjour enchanté vers lequel il se précipite lorsqu'on n'y met obstacle.

» Dans l'instruction rédigée par M. *Kéraudren* pour l'expédition de la *Coquille*, on trouve qu'à *Timor* et à *Solor* les navigateurs européens sont exposés à des fièvres rémittentes accompagnées d'une sorte de délire gai dans lequel les malades font et disent des choses d'une extravagance risible; ils sont en même temps tourmentés, pendant leur délire, d'une faim canine qui s'exerce sur les aliments les plus dégoûtants. » (Forget t. II, p 17, ouvrage cité).

Traitement. — Celui de toutes les affections de l'encéphale : saignées du bras, sinapismes aux membres inférieurs pour obtenir une révulsion, réfrigérants sur le front comme glace ou eau froide vinaigrée (oxycrat), vésicatoires volants, etc.

Nostalgie.

La nostalgie, ou maladie de l'amour du pays, est une affection cérébrale qui amène une dépression générale des fonctions ; cette maladie est commune sur les vaisseaux de l'État où les volontés sont souvent contrariées, mais non sur ceux du commerce, où chacun est à peu près libre. Si pourtant un passager ou même un marin

du bord s'en trouvait atteint, on emploierait
contre elle un traitement moral. Les distractions
de tout genre, un travail modéré offert plutôt
comme délassement, sont des moyens de tirer
des idées sombres qui préoccupent.

Les *ramollissements du cerveau*, les *tubercules
du cerveau*, l'*épilepsie*, l'*hystérie*, la *catalepsie*,
la *chorée*, l'*hypochondrie*, la *manie*, la *démence*,
l'*idiotisme*, le *somnambulisme*, la *rage*, étant des
affections qu'on ne traite pas accidentellement
à bord, parce qu'elles supposent des antécédents
qui feraient refuser les hommes avant de s'embarquer, nous les passons ici sous silence.

MALADIES DES YEUX.

Ophthalmie. (Inflammation des yeux.)

Souvent l'ophthalmie est l'inflammation de cette membrane appelée *conjonctive* qui recouvre le blanc de l'œil et la face interne des paupières.

Causes. — L'air frais, un coup, une chute, l'interposition d'un corps étranger entre les paupières, l'éclat du soleil ou la vue prolongée d'un corps éblouissant (comme la neige), un écart de régime ou une émotion vive.

Symptômes. — L'ophthalmie est légère ou intense; dans le premier cas, les douleurs, quoique fortes, ne sont pas intolérables. La rougeur de la membrane conjonctive occasionnée par l'injection des vaisseaux sanguins qui la parcourent, et le sentiment d'un amas de petits grains de sable qui roulent sur l'œil, sont les seuls symptômes. Cette maladie disparaît après quatre ou cinq jours de repos, de régime, et le soin d'éloigner de nouvelles causes pour faire cesser les premières. Quand l'ophthalmie est intense, tous ces phénomènes s'aggravent; le grand jour fait jeter les hauts cris au malade; la conjonctive se boursoufle outre mesure, forme un bourrelet à la *cornée,* (cette partie circulaire et colorée de l'œil qui s'enclave dans la conjonctive), et les paupières ne peuvent plus se fermer sans occasionner de violentes douleurs. Ce second cas même, quoique plus alarmant, ne doit pas faire redouter pour la vie du malade. Toutefois il ne faudrait pas confondre l'ophthalmie telle que nous venons de la décrire, avec l'inflammation de toutes les parties qui composent le globe de l'œil, qui ne pardonne guère, cause des convulsions, le délire et souvent la mort, à raison de la communication intime établie entre l'œil et le cerveau par le nerf optique.

Traitement. — Tout d'abord on examine l'œil attentivement en écartant avec précaution les deux paupières, et, à l'aide d'un petit morceau de papier roulé, on extrait les corpuscules qui ont produit l'ophthalmie et l'entretiendraient infailliblement si on les laissait séjourner davantage. Quand la maladie n'est pas due à une cause mécanique ou quand l'agent principal a été soustrait, on songe à combattre l'inflammation. Pour cela, on soumet l'œil à une demi-obscurité, on l'éloigne du grand air, on le bassine légèrement avec un collyre adoucissant. Si le mal se prolonge et que la sensibilité soit diminuée, on recourt aux collyres astringents. Si enfin ces moyens ne produisaient pas tout l'effet qu'on en attend,

on se déciderait à appliquer à la tempe correspondant à l'œil affecté, de dix à douze sangsues; et, comme dernier remède, on passerait
un séton à la nuque. Il faut néanmoins beaucoup
insister sur le collyre de nitrate d'argent (2 décigrammes de nitrate d'argent sur 30 grammes
d'eau), il est d'une efficacité reconnue.

Une médication qui paraît brutale, mais a une
grande activité et donne de bons résultats, consiste à poser un vésicatoire sur l'œil lui-même;
pour cela on le fait fermer, et l'application se
fait sur la face externe des paupières. Dans
tous les cas, en supposant au malade du courage
et de la confiance en ce remède, il ne faudrait
l'employer que lorsque tous les autres moyens
auraient échoué.

L'*ophthalmie* que nous avons décrite est simple; il en existe d'autres qui se rattachent à un
vice, comme la *syphilis*, le *scorbut*, les *dartres*
ou les *scrofules*.

La première, dite ophthalmie blennorrhagique,
est due au contact avec l'œil de l'humeur qui
sort de l'urètre dans les chaudes-pisses; elle
marche très vite, et en huit jours d'habitude elle
a déterminé les accidents les plus graves, tels
que l'opacité de la cornée ou l'évacuation des
humeurs de l'œil.

Plus les maladies sont rapides et dangereuses,

et plus on doit leur opposer de remèdes prompts et énergiques; dans ce cas on suivra donc de point en point, et sans coup férir, le traitement de l'ophthalmie intense dans toute son activité, tel que nous l'avons indiqué. Si la chaude-pisse se supprime, on la rappelle au plus tôt en faisant dans le canal des injections huileuses, et en enveloppant la verge et le périnée (espace compris entre l'anus et la racine de la verge) de cataplasmes chauds; si la chaude-pisse est syphilitique, on soumet en même temps le malade à un traitement mercuriel. (*Voyez* le traitement général des maladies vénériennes.)

S'il existe chez le malade une disposition scrofuleuse, dartreuse, scorbutique, l'ophthalmie prend le nom de cet état, et on joint au traitement de l'ophthalmie simple, celui des scrofules, des dartres ou du scorbut.

Héméralopie.

L'héméralopie est une maladie nerveuse de la vue consistant dans l'impossibilité de distinguer les objets lorsque le soleil est sur l'horizon; voici ce qu'en dit Forget, t. II, p. 70:

« Nous l'avons vu régner épidémiquement parmi l'équipage de la frégate *l'Antigone*, sous le ciel éclatant du Brésil, en 1821. Voici le passage de mon journal que je regrette de voir dépourvu de plus amples détails : Je dois mentionner une héméralopie épidémique, due sans doute à l'éclat du soleil, dont furent atteints une vingtaine de matelots. On retira de très bons effets des topiques émollients (fomentations émollientes avec l'eau de mauve tiède) sur l'œil. La plupart guérirent en peu de jours, les plus rebelles cédèrent à l'application des ventouses sèches et scarifiées aux tempes, à la nuque, et aux vésicatoires sur ce dernier point.

» On a particulièrement recommandé l'émétique (voyez potion émétisée), soit comme dérivatif, soit pour combattre l'embarras gastrique envisagé comme cause. Si l'affection dépendait de l'impression du froid humide, des miasmes, comme on l'a supposé, les excitants et les toniques pourraient convenir. On conçoit qu'il est essentiel d'éloigner la cause en tenant les malades à l'abri d'une vive lumière, soit en les exemptant du service de nuit, etc.»

Nous passons sous silence les autres affections de l'œil, comme l'*amaurose*, la *cataracte* et le *cancer*, parce qu'elles ne se montrent pas accidentellement et qu'elles ne peuvent pas être traitées en mer, vu la longueur du temps nécessaire à leur développement, et les prédispositions antérieures qui feraient refuser les hommes par le capitaine.

MALADIE DE L'OREILLE.

Otite.

L'otite est l'inflammation du conduit *externe* ou *interne* de l'oreille ; dans le premier cas elle est dite *otite externe*, et dans le second, *otite interne*.

Causes. — Un corps étranger introduit dans le conduit auditif y produit de l'inflammation, ainsi que l'exposition au vent, au froid, à la pluie, surtout chez les personnes qui ont d'habitude les oreilles couvertes, et la suppression de quelque évacuation. Si la syphilis est une cause de l'otite, le traitement devra se composer conjointement du traitement simple que nous allons indiquer, et du traitement antisyphilitique. Dans le cas de scrofules ou de scorbut, on recourrait aussi aux traitements antiscorbutique et antiscrofuleux.

Symptômes. — Ils ne sauraient tromper : bourdonnements dans l'oreille, mal de tête plus ou moins fort selon le degré de l'otite, fièvre, inappétence, écoulement par l'oreille d'une matière purulente, variant du blanc laiteux au jaune vert, d'une odeur nauséabonde ; d'abord liquide, puis s'épaississant de plus en plus.

Traitement. — On emploie contre l'otite aiguë très douloureuse, les sangsues ou les ventouses scarifiées derrière l'oreille; les fumigations aqueuses dirigées dans le conduit auditif. Les injections d'huile d'amandes douces doivent être mises en usage seulement dans le cas d'otite externe, et encore avec précaution. L'otite chronique externe exige des soins de propreté; l'otite chronique détermine presque toujours la carie des osselets de l'ouïe. Revenant tout-à-coup à l'état aigu, elle peut se terminer d'une manière très prompte et très funeste. Quand on a calmé les symptômes primitifs d'inflammation, si la maladie continue, on applique à la nuque un séton ou un vésicatoire à demeure; ou bien on met un cautère derrière l'oreille, au-dessous et en arrière de cette portion osseuse qu'on nomme *l'apophyse mastoïde* de l'os temporal. Ces moyens venant à échouer, on laisse à la nature le soin de la guérison.

MALADIES DU NEZ.

—

Coryza.

Le *coryza* ou écoulement de la membrane
pituitaire qui tapisse l'intérieur des fosses nasales, improprement nommé *rhume de cerveau,*
est une affection trop simple et trop commune
pour que nous nous en occupions longuement,
et qu'on ne sache pas qu'il suffit pour la guérir
de faire usage de boissons chaudes, de fumigations émollientes, et de bains de pied d'eau de
mer chauds, si elle devenait violente.

Ozène.

L'*ozène* est l'ulcération de la membrane *pituitaire*; il a pour caractère essentiel de répandre
une odeur fétide et repoussante. Cette maladie
ne se développe pas instantanément; si elle est
due à un vice scrofuleux, dartreux, vénérien ou
scorbutique, on emploie contre elle le traitement
réclamé par l'affection générale, et l'on se contente de faire dans le nez des injections de nitrate
d'argent (2 décigrammes de nitrate d'argent sur
30 grammes d'eau); puis pour dissiper l'odeur
insupportable de l'ozène, on aspirera fortement

de l'eau tiède aromatisée ou une dissolution assez concentrée de chlorure de soude.

Polypes des fosses nasales.

Les polypes ou tumeurs des fosses nasales arrivent lentement à un volume suffisant pour réclamer une opération chirurgicale, aussi n'en parlerons-nous pas.

Hémorrhagie nasale, — Tamponnement.

Quand l'hémorrhagie nasale devient inquiétante par sa durée, si l'aspiration d'eau froide ou d'autres moyens connus n'ont pas réussi, on recourt immédiatement au tamponnement des fosses nasales. C'est une opération simple qui consiste à boucher avec de la charpie la narine ou les deux narines, et à les comprimer assez pour empêcher l'écoulement de sang des capillaires

Tamponnement.—On a un *bourdonnet* ou une masse de charpie assez considérable pour boucher complétement l'ouverture postérieure des fosses nasales. On le lie solidement par la partie moyenne avec un fil ciré double dont les deux bouts d'égale longueur demeureront pendants. On y joint un autre fil simple de sûreté dans le cas où le premier viendrait à manquer.

Cela préparé, on a une sonde de gomme élastique; on la fait pénétrer par la narine dans la bouche, et, avec le pouce et l'indicateur de la main gauche, on la tire en avant par la bouche entre les lèvres. On attache aux yeux de cette sonde le double fil ciré qui tient au bourdonnet, et on retire la sonde par la fosse nasale; le bourdonnet suit le fil, l'extrémité de la sonde, et comprime la narine postérieure. — En avant du nez on écarte alors les deux brins du fil double, on remplit dans cet écartement la narine de charpie, et pour la maintenir, on lie ensemble et fortement par-dessus les deux brins de fil. — Quant à l'autre fil simple qui est resté dans la bouche, on le relève sur la lèvre supérieure, et on l'y fixe au moyen d'un emplâtre de diachylon gommé.

Après trois jours ordinairement, l'hémorrhagie est arrêtée, et on retire l'appareil. On ôte d'abord le tampon antérieur; puis avec le fil simple buccal on extrait par la bouche le tampon postérieur. Pendant plusieurs jours encore, pour prévenir le renouvellement de l'hémorrhagie, il faut rire, tousser, cracher ou se moucher avec précaution.

MALADIES DE LA BOUCHE.

Inflammation des gencives. (Stomatite, gengivite.)

Causes. — Les principales causes de la stomatite sont, le froid humide et le tartre accumulé autour des dents; sa présence cause d'abord la rougeur de la membrane muqueuse qui forme les gencives, et recouvre l'intérieur de la bouche, et bientôt si l'on n'y prend pas garde, détermine des ulcérations. Il faut ajouter au nombre des causes, les aliments de mauvaise nature et les viandes salées.

Symptômes. —Ils sont faciles à observer et ne trompent pas.

Traitement. — Quand la stomatite est due à la présence du tartre, on l'enlève avec la pointe d'un couteau si l'on manque de rugine; et avec de l'acide hydrochlorique affaibli, on enlève ce que l'instrument a laissé. Quant aux ulcérations, on les touche avec la pierre de sulfate de cuivre; on se gargarise avec de l'eau chlorurée (15 à 20 gouttes de solution concentrée dans 200 grammes d'eau). Il faut encore éviter l'humidité, se priver de salaisons, de vin et de liqueurs. Les acides végétaux, tels que le jus de l'orange et du citron, jouent un grand rôle comme médicaments dans cette affection.

Si les gencives sont fortement tuméfiées, on y applique des sangsues, ou l'on y fait de légères scarifications avec la pointe d'une lancette pour en opérer le dégorgement. Si cette inflammation, par sa violence, occasionnait de la fièvre, on recourrait aux cataplasmes émollients sur les joues, aux pédiluves sinapisés et aux boissons émollientes chaudes.

Souvent des dents cariées ulcèrent les gencives. On examinera le cas avec soin, et la maladie disparaîtra en soustrayant la cause.

Quand la période d'inflammation a cessé, et que les ulcérations persistent, on les touche chaque jour avec la pierre infernale, et on fait usage de gargarismes émollients aiguisés avec quelques gouttes d'acide sulfurique.

Scorbut.

Quoique le scorbut soit une maladie plutôt générale que locale, nous nous sommes pourtant déterminé à le placer parmi les affections de la bouche, les marins le considérant comme propre à cet organe. De là nous prendrons occasion de faire remarquer les différences notables qui existent entre la stomatite ou gonflement inflammatoire des gencives et de la membrane muqueuse de la bouche, et le scorbut. On s'en pénétrera sans peine en comparant les symptômes de ces deux maladies.

Causes. — Les voyages ou les séjours prolongés dans les contrées septentrionales ; les aliments putréfiés ou détériorés par les insectes ; le froid et l'humidité réunis, les affections tristes. Le scorbut n'est pas contagieux, mais souvent épidémique parmi les équipages. La viande salée n'est pas, selon l'opinion de M. Andral, la cause du scorbut par le sel qu'elle contient, mais bien par son desséchement. La même nourriture quelle qu'elle soit est encore une cause quand on ne la varie pas, car l'homme est omnivore ; non seulement il lui faut de la viande fraîche, mais encore des légumes frais.

Symptômes. — Les marins reconnaissent facilement le scorbut, quoique fréquemment ils le confondent avec une stomatite ulcérée ou gangréneuse comme je le disais plus haut. Le scorbut se manifeste et se caractérise par la pâleur de la peau, la couleur plombée de la face, des ecchymoses (taches bleuâtres) sur tout le corps, que détermine le moindre choc, et la gengivite dite *scorbutique*. Dans ce cas les gencives sont livides et saignantes, les dents se décharnent peu à peu, tremblent, tombent, et bientôt les os et les chairs environnants se gangrènent. — Le pouls devient rare et imperceptible; des douleurs naissent aux membres, et l'on a ce qu'on appelle un rhumatisme scorbutique. Les hémorrhagies sont fréquentes, le sang s'infiltre sous la peau, des plaques gangréneuses se montrent partout, et il se fait un ramollissement général des muscles et des os.

Broussais le premier, en 1814, a divisé le *scorbut* en *froid* et en *chaud*. Le *scorbut froid*, selon lui, est celui dont nous venons de décrire les symptômes. Très souvent le scorbut froid n'est que la première période du *chaud*. Ce qui le caractérise particulièrement, c'est la faiblesse du sujet expliquée par l'impuissance d'assimilation des aliments, par les étouffements, la sécheresse de la peau qui ne remplit plus ses fonctions de transpiration. En un mot, le scorbut froid existe sans l'inflammation des organes essentiels comme le poumon, le cœur, l'estomac, le cerveau, les intestins, etc.

Le *scorbut chaud* est le scorbut froid avec la complication de l'inflammation dite alors scorbutique des poumons, de l'estomac, etc. Il y a de plus perversion des affinités vitales, des solides et des fluides. Ainsi on a vu des scorbutiques voulant contracter les membres, déchirer des muscles presque intégralement dans leur largeur. On meurt par le scorbut froid; c'est alors la débilité et l'épuisement qui mettent le malade au tombeau, car d'ordinaire il conserve jusqu'à la fin le libre exercice des fonctions digestives et intellectuelles. La mort subite est possible par l'apparition au grand air, même avec une assez bonne mine; on cite des exemples de scorbutiques qui, après avoir demeuré long-temps à fond de cale, ont succombé tout-à-coup quand on les a transportés à terre.

L'amélioration dans l'état des scorbutiques est annoncée par la déconstipation sans diarrhée, car cette dernière est souvent funeste; et si elle paraissait, il faudrait la combattre au plus vite. Le retour des forces, la possibilité de supporter l'air et l'exercice, et la résorption des gonflements œdémateux sont encore autant d'excellents signes de convalescence.

La récidive est probable quand le scorbut a existé au plus haut degré, à moins toutefois qu'on n'ait passé plusieurs années à terre, éloigné des causes qui l'engendrent.

Broussais résume ainsi les phénomènes importants qu'il ne faut pas perdre de vue dans le traitement du scorbut : 1° l'état scorbutique rend promptement toute inflammation désorganisatrice; 2° souvent il laisse des noyaux d'inflammation chronique irrésoluble, surtout dans les gencives, les poumons, la rate et les articulations; 3° quand il n'y aurait pas de ces noyaux, la récidive est plus facile, les causes étant données, que la première attaque; 4° il est des cas où la stomatite étant seule, le scorbut général peut la remplacer après qu'elle est guérie si l'on n'a pas combattu la diathèse, pourvu que les malades aient subi l'action des causes.

Traitement. — Il est *préservatif* ou *curatif.* Je ne crois pouvoir mieux faire pour cette cruelle affection, que de transcrire mot à mot le traitement conseillé par le célèbre Broussais qui a navigué, et a jugé par lui-même avec ses puissantes facultés.

« *Traitement préservatif.* — Il consiste dans la propreté et la ventilation des entre-ponts, la sécheresse, le renouvellement de l'air dans le fond de cale, au moyen d'entonnoirs en toile et de réchauds que l'on place à leur ouverture, le grattage, les branle-bas fréquents, le remplacement des habits mouillés, les quarts de courte durée, les occupations, la gaieté, les divertissements par des jeux; des vivres frais, le soin des provisions, le vinaigre, les citrons, les oranges mêlés aux aliments, l'eau et les légumes renouvelés, les fruits secs ou conservés par la méthode d'*Appert*, les tablettes de bouillon, les viandes de volaille conservées par l'axonge plutôt que par le sel ou les acides, qui détruisent la matière nutritive; la purification par le filtre-charbon de l'eau corrompue; l'addition d'un acide végétal, de l'eau-de-vie ou du rhum à la boisson; le nettoiement fréquent de la bouche, les chlorures en gargarismes et peut-être même dans la boisson, etc. On a cru constater que dans les pays froids où l'on manque d'oranges, l'huile de morue pouvait les remplacer et qu'elle était un préservatif; je l'ignore.

Traitement du scorbut froid. — Malheureusement presque tous les moyens indiqués sont rares à bord des navires; voici néanmoins ce que conseille Broussais:

Le point principal est de se procurer l'eau de végétation et les viandes fraîches des jeunes animaux et du bœuf, les bouillons avec les viandes et force plantes potagères, les oranges et autres fruits à parenchyme mucoso-sucré, les œufs, la chair et le bouillon de tortue, les grenouilles et même les limaçons qui relâchent le ventre; le lait, non utile à tous, en ce qu'il peut irriter l'estomac et le foie et produire la diarrhée; le sérum lacté avec des sucs d'herbes pour vaincre la constipation; les salades de végétaux frais; les scorbutiques les appètent comme ils abhorrent les mets salés, fumés, sur-animalisés; le mélange des crucifères les moins mordantes, du cresson de fontaine, du pourpier, du becca-bunga avec les mucilagineux, les amers, les sucrés, la chicorée, la betterave, etc., en un mot le régime végéto-animal frais (1). Pour boissons, le vin trempé d'eau, sucré, acidulé d'orange; surtout il faut faire marcher les scorbutiques et les exposer à l'air; le vin antiscorbutique non âcre comme celui qu'on fait dans le nord; le vin de quinquina en cas de fièvre intermittente, la bière sapinette comme ci-dessus; le cidre convient moins; la tisane d'orge ou de riz selon l'état du ventre; la limonade, de l'eau gommeuse s'il y a de la toux; enfin, tous les soins de propreté et de désinfection déjà signalés.

Traitement du scorbut chaud, fébrile ou inflammatoire. — Pour la stomatite inflammatoire et la propagation à la face, dans le pharynx, le larynx, etc., il faut les saignées locales, les émollients, les cataplasmes sur la mâchoire; pour les phlegmasies pulmonaires, leur traitement, et peu ou point d'acides; pour la gastro-entérite, son traitement, et agir promptement pour prévenir la typhoïde; pour la péritonite, *idem*; la dysenterie, *idem*; pour l'hépatite, la cystite,

(1) M. le docteur Kéraudren, inspecteur-général du service de santé de la marine, a émis depuis long-temps l'idée que l'eau de végétation, la sève, est l'antiscorbutique par excellence.

idem, et toujours diète sévère; pour le rhumatisme et la phlegmasie articulaire, les saignées locales et les émollients afin de prévenir les désorganisations; pour les fièvres intermittentes, le quinquina par l'estomac s'il peut le tolérer, ou par le bas s'il ne le peut. Sitôt les inflammations calmées, le régime du scorbut froid.

Traitement des symptômes locaux prédominants. — Pour les ravages de la gangrène dans la bouche, il faut, après les antiphlogistiques et les émollients, les gargarismes chlorurés, mucoso-acides et astringents; pour les vomissements, les coliques, le ténesme non calmés par les autres moyens, les opiacés; pour les dysuries, les émollients et les sangsues, les bains locaux, le cathétérisme; pour les gonflements articulaires résistant après les saignées locales et les émollients, les topiques aromatiques et narcotiques; pour les œdèmes opiniâtres, les bains secs (frictions sèches) ou les frictions aromatiques, la compression; pour les ulcères, les désinfectants et les cicatrisants, l'ablation des fongosités; pour les hémorrhagies de toutes les surfaces ulcérées, gencives comprises, les astringents. (En Italie Broussais a guéri un homme d'une hémorrhagie scorbutique de la bouche, en lui faisant tenir quelque temps une solution de sulfate d'alumine dans cette cavité.)

Mais rien ne réussit sans le concours du traitement consacré à l'amélioration de l'hématose, et celui-ci suffit souvent à tout; d'où il faut conclure que le scorbut a son siége primitif dans le sang, et surtout dans le vice de la fibrine.

MALADIES DE L'ARRIÈRE-BOUCHE.

Inflammation des amygdales. (Amygdalite, angine tonsillaire.)

Les amygdales sont deux petits corps oblongs, situés derrière le voile du palais, au fond de la bouche.

Causes. — L'amygdalite est simple ou double; elle reconnaît pour causes, l'injection d'une substance très chaude ou très froide, ou l'application d'une substance âcre, la suppression d'une hémorrhagie, l'impression du froid sur la peau. Certaines maladies, la scarlatine par exemple, y prédisposent, pour des raisons souvent fort peu appréciables; elle se renouvelle chez les gens qui en ont déjà été atteints.

Symptômes. — Le gonflement et la rougeur des amygdales. Parfois elles sont tellement tuméfiées qu'il n'existe plus de passage pour les aliments ni pour la respiration. Portée à un haut degré, cette inflammation occasionne de la fièvre, de la chaleur et de la soif; sa durée varie de quatre à quatorze jours. Quand, dans les premiers jours, à l'époque de son état aigu , l'amygdalite n'a pas cédé au traitement antiphlogistique, elle passe à l'induration.

Traitement. — L'amygdalite , dans sa période d'inflammation, cède, si elle est légère, aux boissons émollientes, à la vapeur de liquides semblables, aux gargarismes émollients, au repos et à la diète. Si ces moyens sont insuffisants, on emploie la saignée du bras, et les sangsues de 20 à 30 chaque fois, un peu au-dessous de l'oreille, derrière l'angle de la mâchoire, c'est-à-dire à la partie externe la plus rapprochée des amygdales; on la recouvre ensuite de cataplasmes émollients. Les pédiluves irritants de farine de graine de moutarde sont encore d'un puissant effet.

Quand l'amygdalite se termine par induration, et que le gonflement est assez considérable pour gêner la déglutition, on pratique la rescission des amygdales , opération que nous n'indiquons pas parce que le cas ne se présente pas à bord de la mettre en usage.

Mal de gorge. (Angine.)

Cette maladie reconnaît les mêmes causes que
l'amygdalite ; la gorge est enflammée. Si elle ne
se dissipe pas d'elle-même, on pratique une saignée du bras, on entoure le col du malade avec
un morceau de flanelle ; on éloigne les irritants ;
le traitement est à peu près celui de l'amygdalite.

MALADIES DE POITRINE.

Catarrhe pulmonaire, ou inflammation de la membrane muqueuse qui tapisse les bronches, ou bronchite.

Causes. — Cette affection est due principalement à l'action du froid. Les saisons humides et pluvieuses contribuent encore à son développement. En hiver elle règne presque épidémiquement. Les âges et les tempéraments n'y prédisposent en rien.

Symptômes. — Le catarrhe pulmonaire est aigu ou chronique ; nous décrirons d'abord les symptômes du premier. Quand un malade en est atteint, il éprouve, si l'affection est légère, un peu de chaleur à la poitrine, de la toux, et il expectore quelques crachats qui n'ont aucun caractère particulier. Quand la *bronchite* augmente, les accès de toux se reproduisent plus souvent, et par quintes ; la sensation de chaleur à la poitrine devient de plus en plus pénible, les crachats se teignent de stries sanguinolentes, la tête est lourde, l'appétit se perd, et un malaise général se fait sentir. Le mouvement du pouls s'accélère, et l'oreille appliquée sur le point de la poitrine qui est douloureux fait entendre une sorte de bruissement désigné sous le nom de râle muqueux. La durée du catarrhe pulmonaire est ordinairement d'une à plusieurs semaines. Quand après ce temps il n'a pas cédé aux moyens rationnels employés contre lui, il passe à l'état chronique.

Traitement du catarrhe pulmonaire aigu. — Si l'affection est légère, telle en un mot que nous l'avons décrite en premier lieu, on peut sans grand danger n'y pas prêter beaucoup d'attention. Le repos, la diète et des boissons émollientes la calmeront facilement. Mais si les symptômes s'aggravent, si la fièvre s'allume, si l'expectoration et la toux deviennent plus fréquentes et fatiguent le malade, il faut alors lui donner de grands soins, lui faire tenir le lit, le soumettre au silence, à la diète, et le placer dans une température convenable. Une saignée a de grands succès chez les hommes forts; on donne encore des boissons émollientes mucilagineuses. Les ventouses scarifiées au nombre de trois ou quatre sur le point douloureux sont un moyen facile et heureux. Enfin, si ce traitement anti-inflammatoire ne réussit pas, on appliquera un large vésicatoire sur la poitrine même, et on l'entretiendra jusqu'à cessation complète des symptômes de la maladie.

Catarrhe pulmonaire chronique. — Il succède

parfois chez les adultes au catarrhe aigu. Le plus souvent il atteint les vieillards et reparaît périodiquement chez eux sous l'influence des saisons froides et humides. Il se manifeste par une toux grasse et répétée, par l'expectoration de crachats épais, verdâtres, le matin surtout.

Quand l'irritation est vive, on emploie, pour la calmer, le traitement indiqué contre le catarrhe aigu ; si la forme chronique prédomine sur ces symptômes d'irritation si manifeste dans le premier cas, on recourt aux frictions sèches alcooliques, à l'application d'un vésicatoire sur la poitrine ou sur les membres. L'usage de la flanelle sur la peau est un moyen qu'on ne saurait trop recommander, vu son efficacité. Les médicaments révulsifs portés sur l'estomac ou sur les intestins, tels que l'ipécacuanha, le kermès, la scille à doses variées (Voyez *potion*), sont aussi d'une grande utilité.

Fluxion de poitrine. (Pneumonie, péripneumonie, pulmonie, inflammation du tissu des poumons.)

La *pneumonie* se présente sous deux formes : *l'aiguë* et la *chronique*.

Pneumonie aiguë. — *Causes.* Elle n'existe ordinairement qu'en vertu d'une prédisposition particulière. Elle naît le plus souvent occasionnellement sous l'influence de l'hiver ou du printemps, d'un tempérament sanguin, de l'impression du froid, d'une émotion vive et d'un écart de régime. Les adultes y sont plus exposés que les vieillards.

Symptômes. — L'imminence pneumonique, comme presque toutes les imminences de maladies internes graves, est caractérisée, quelques jours avant l'explosion, par un malaise général dont on ne saurait se rendre un compte exact. La tête s'embarrasse, la respiration est gênée, la toux se manifeste, on éprouve une chaleur de la peau insolite; puis, dans vingt-quatre heures ou quarante-huit au plus, la pneumonie s'est dessinée largement; une douleur violente se fait sentir dans une partie circonscrite de la poitrine; l'oreille appliquée en cet endroit perçoit un son mat, signe évident de dérangement dans le mouvement respiratoire; les crachats sont sanguinolents, visqueux et transparents; le sang qu'on tire au malade est couvert d'une couenne épaisse; des exacerbations ont lieu le soir avec redoublement de toux et accès de fièvre.

La durée moyenne de la pneumonie est de sept à vingt jours. La maladie acquiert de la gravité par l'étendue des tissus enflammés, et par la persistance ou l'augmentation des symptômes que nous avons décrits.

Traitement de la pneumonie aiguë. — Les saignées générales (celles du bras) et les saignées locales sur les parties douloureuses, faites au moyen des sangsues ou des ventouses scarifiées, doivent être employées énergiquement, et autant que le permettent les forces du malade. Il faut poursuivre l'inflammation de cet organe si important à la vie, comme un ennemi implacable; ne pas lui donner de relâche, et le vaincre sous peine d'être vaincu. On met le pneumonique dans l'état le plus complet de repos, on lui donne des boissons mucilagineuses, puis des expectorants, la potion de scille et de kermès. On y joint, sur les parties douloureuses, des cataplasmes de farine de graine de lin; puis on recourt aux vésicatoires taillés d'après l'étendue de la pneumonie, et on les entretient même pendant la convalescence. Il sera prudent de n'employer la potion stibiée (2 ou 3 décigr. d'émétique dans 180 gram. d'eau gommée avec addition de 60 à 120 gram. de sirop diacode), que dans le cas où la maladie se prolongeant prendrait une tournure fâcheuse.

Pour la *pneumonie chronique*, qui succède souvent à la pneumonie aiguë, elle exige de grands soins. Comme toutes les phlegmasies chroniques, elle offre des difficultés pour le traitement. Une maladie aiguë se manifeste; ses symptômes d'habitude sont tellement clairs, sa localisation est si précise, elle vous attaque si bien en face, que, pour ne pas lui tenir tête, il faut être aveugle et sans cœur. C'est le cas de déployer toute son énergie. — Une affection chronique a, au contraire, toujours quelque chose d'insidieux dans sa forme; elle ne vient pas seule, elle a un attirail effrayant; elle s'accompagne de dépérissement, d'abandon des forces, et de lésions plus ou moins sourdes d'organes importants : aussi, pour cela, nous ne nous appesantissons pas beaucoup sur les maladies chroniques. Les capitaines de navires ne peuvent pas devenir, avec notre livre, assez habiles en théorie et en expérience pour penser devoir traiter avec un succès parfait de pareilles affections; et puis, les voyages ne sont pas assez longs pour qu'une pneumonie chronique s'offre en mer avec toutes ses phases.

Pourtant, si ce cas se présentait, on insisterait plus particulièrement sur les dérivatifs, les sétons et les vésicatoires sur le côté malade; les boissons amères ou gommeuses. Le silence absolu n'est plus recommandé, on doit au contraire conseiller un exercice modéré.

Phthisie pulmonaire, ou pneumonie chronique au dernier degré.

On désigne par ce nom général de *phthisie* un dépérissement général. La phthisie pulmonaire est un dépérissement occasionné par une lésion profonde et mortelle du poumon. Selon les formes qu'affecte la lésion du poumon, la phthisie est *cancéreuse*, *tuberculeuse*. Nous n'avons rien à dire de ces maladies; elles échappent à l'art; nous devions seulement expliquer le mot de *phthisie*.

Pleurésie. (Inflammation de la plèvre, membrane séreuse qui enveloppe les poumons.)

La *pleurésie* ou *pleurite* est une maladie rare à bord quand elle est seule, mais très fréquente accompagnée de pneumonie. — Pour le traitement de la *pleuro-pneumonie*, on combinera la médication indiquée pour l'une et l'autre maladie.

La pleurésie est *partielle* ou *générale*. Le premier cas est plus commun que le second; c'est-à-dire qu'il est rare de voir les deux plèvres saisies d'inflammation en même temps et tout-à-coup.

Elle se montre sous deux formes, *aiguë* et *chronique*.

1° *Pleurésie aiguë.* — *Causes.* Les plaies de poitrine qui ont atteint la plèvre, l'impression du froid, ou la suppression d'une évacuation accoutumée : souvent aussi elle succède à la pneumonie.

Symptômes. — Elle fait invasion parfois par un malaise de plusieurs jours ; le plus ordinairement tout-à-toup par une douleur aiguë et circonscrite. Les mouvements, la marche, les grandes inspirations, la toux, l'éternuement, l'augmentent. L'expectoration est à peu près nulle ou très claire quand il y en a ; la toux sèche et la fièvre à divers degrés sont constantes.

Traitement. — Dès le début, de 15 à 20 sangsues ou ventouses scarifiées sur le point douloureux ; puis, fomentations et cataplasmes émollients. Une saignée générale trouvera aussi son emploi, mais il ne faut pas en user comme dans la pneumonie ; on ne *jugule* pas (poursuivre sans relâche par les émissions sanguines) une pleurésie comme une pneumonie. Après ces moyens, s'ils n'ont pas produit l'effet qu'on en attendait, on met sur la poitrine, et à demeure, un large vésicatoire.

Épanchement pleurétique. — Nous avons, dans le chapitre précédent, traité de la pleurésie simple sous la forme aiguë. Il arrive souvent que cette affection se complique d'épanchement de liquide dans la cavité de la plèvre. Les symptômes que nous avons décrits se modifient alors ; quelques uns augmentent d'intensité, comme la toux, l'anxiété générale et la gêne de respiration. La douleur de côté diminue; le malade qui se couchait sur le côté sain se tient couché sur l'autre; si l'on frappe avec le bout des doigts, si on *percute*, on obtient un son mat; le côté malade est bombé; et, mesuré, il est trouvé sensiblement plus ample que l'autre.

Traitement de l'épanchement séreux pleurétique. — On suit ici le traitement de la pleurésie aiguë. Parfois le liquide est résorbé, surtout quand il s'est formé récemment et qu'il n'a pas de consistance. Dans d'autres cas, il use les parois de la poitrine, et se fait jour à travers. Quand la résorption n'a pas lieu spontanément, et que le malade court le risque d'être suffoqué, les plus hardis tentent une opération (*l'empyème*), qui consiste à ouvrir la poitrine dans un espace intercostal pour en évacuer le liquide. Cette opération est surtout usitée pour les épanchements de pus dans la cavité pectorale; mais, comme elle exige une grande habileté chirurgicale et des connaissances théoriques et pratiques qu'on ne peut pas trouver dans des personnes étrangères à l'art, nous nous abstiendrons de la décrire.

2° *Pleurésie chronique.* — Ce qui la caractérise plus particulièrement, c'est l'épanchement de pus dans la plèvre. La gêne de la respiration est très grande, et tout tend à l'augmenter; le repos en est le seul modificateur. L'espace intercostal est agrandi comme dans l'épanchement séreux, et la présence du liquide purulent est manifeste pour le malade; celui qui explore le reconnaît au son mat rendu par la percussion, et par l'*égophonie* s'il applique l'oreille sur le côté affecté. L'amaigrissement du sujet fait des progrès de jour en jour; la fièvre est presque continue; enfin, quand le dévoiement et l'infiltration des membres surviennent, le malade est près de sa fin. La mort est la terminaison la plus ordinaire de cette maladie. Comme nous l'avons vu dans la pleurésie aiguë, ici aussi la sortie du liquide épanché peut s'effectuer par l'usure des parois thoraciques.

Traitement. — Il faut employer sur la partie malade les larges vésicatoires, les cautères, donner à boire des diurétiques et des laxatifs, et recommander le repos le plus absolu, tant du corps que des muscles de la respiration. L'impuissance habituelle, dans un cas aussi grave, de tous ces moyens que nous conseillons ici, a déterminé à pratiquer l'*empyème*, cette opération dont nous avons parlé plus haut, quoique rarement suivie de succès.

Pleurodynie. (Fausse pleurésie, pleurésie rhumatismale.)

La *pleurodynie* est l'affection rhumatismale des petits muscles qui sont placés à la poitrine entre les côtes, et les font mouvoir. Elle est facile à distinguer de la pleurésie par l'absence de fièvre, de toux et de difficulté respiratoire (dyspnée).

Les causes de la pleurodynie sont l'impression vive du froid et l'exposition à l'humidité.

Elle cède aux cataplasmes émollients chauds, aux frictions sèches avec la flanelle, et, s'il le faut, à l'application d'une quinzaine de sangsues ou de deux à quatre ventouses scarifiées. Dans le cas où la pleurodynie aurait résisté à cette médication, un vésicatoire l'enlèverait infailliblement.

Hémoptysie. (Crachement de sang.)

Dans l'hémoptysie, le sang vient de la surface interne des bronches, du larynx et de la trachée-artère.

Causes. — Les causes sont très nombreuses; elles sont accidentelles ou organiques. Quand le crachement de sang dépend d'une lésion profonde des bronches, de la présence de tubercules dans les poumons, maladie mortelle, le traitement

8

ne varie guère, quoique dans ce cas on ne doive pas en attendre un grand succès.

Symptômes. — Il ne faudrait pas confondre une hémorrhagie des narines postérieures avec une hémoptysie. Dans l'hémoptysie, le sang est d'un rouge vermeil spumeux, et son passage laisse à la bouche une sorte de goût métallique; le malade entend en outre du bouillonnement dans sa poitrine. Dans l'hémorrhagie nasale, au contraire, le sang est noirâtre, et ne fournit aucun des autres phénomènes.

Traitement. — On doit ordonner le repos le plus absolu, et un silence complet; faire une ou deux saignées du bras jusqu'à ce que les crachats ne contiennent plus de stries sanguinolentes; donner de la glace ou des fruits mucosoacides, l'orange ou le citron à sucer; prescrire des bains de pieds et des bains de mains (pédiluves et manuluves) sinapisés; faire boire de la limonade minérale, et recommander pour plus tard, et lorsque les circonstances pourront le permettre, l'habitation dans une plaine, préférablement au séjour sur une montagne.

MALADIES DU COEUR.

La *cardite*, l'*anévrysme* et l'*hypertrophie* du
cœur sont des maladies fort obscures pour ceux
qui n'en ont pas fait une étude spéciale. Comme
elles ne se développent pas, du reste, dans une
traversée, et qu'elles doivent faire rejeter comme
incapables de servir sur mer les hommes qui en
sont atteints, elles ne trouvent pas leur place ici.

Syncope.

La syncope est caractérisée par la suppression
presque complète du mouvement, du sentiment,
de la respiration et de la circulation. Elle est
causée par une émotion vive, une chute, etc.
Pour rappeler la vie momentanément suspendue,
on fait des frictions sèches ou irritantes avec
un liniment camphré sur les membres; on applique des sinapismes aux pieds, on tâche de faire
avaler quelques gouttes de liqueur ou de vin
généreux.

MALADIES DE L'ABDOMEN.

Vomissement de sang. (Hématémèse, gastrorrhagie, hémorrhagie de l'estomac.)

Causes. — L'hématémèse reconnaît pour causes un coup violent à l'épigastre, l'ingestion dans l'estomac de substances vulnérantes comme du verre, une affection cancéreuse.

Symptômes. — Vomissement, parfois crachement de sang en caillots noirâtres, non spumeux, ce qui le distingue du sang qui vient du poumon (voyez *Hémoptysie*); selles striées de sang, goût de métal à la bouche, sentiment d'oppression à l'estomac, vertiges.

Traitement. — Si l'hémorrhagie est excessive, on fait sur-le-champ des frictions sur la poitrine et l'estomac avec l'alcool camphré; on met des sinapismes aux pieds, aux genoux, aux cuisses; on administre à l'intérieur l'acide sulfurique très étendu d'eau; quelques gouttes suffisent pour aciduler la boisson.

Si l'hématémèse survient chez un sujet faible, on lui donnera la limonade minérale, les acides végétaux, les décoctions toniques et astringentes, les bains froids.

Indigestion.

Quand l'indigestion reconnaît pour cause la trop grande quantité d'aliments ingérés, on évacue l'estomac en chatouillant la luette avec les barbes d'une plume, et on fait boire une infusion de thé ou un verre d'eau sucrée.

Si l'indigestion est causée, non par l'abondance, mais par la mauvaise qualité de la nourriture, on fait encore vomir par le même moyen, et l'on donne des boissons adoucissantes, comme la tisane d'orge ou l'infusion de tilleul. Quand l'indigestion dure depuis quelques heures et qu'il se manifeste des coliques, on fait prendre au malade des lavements émollients.

Gastrite.

On désigne sous le nom de gastrite l'inflammation de la tunique interne de l'estomac.

La gastrite est aiguë ou chronique.

Gastrite aiguë.

Causes. — Les causes de la gastrite sont nombreuses. Tantôt elle est due à l'ingestion d'aliments corrompus ou de substances âcres, tantôt à l'action de violences extérieures. Les affections morales vives engendrent rarement une gastrite, mais souvent une gastralgie (*Voy. ce mot*).

Symptômes. — Une douleur vive à l'épigastre; appétit diminué; soif augmentée; vomissements. La langue est rouge à ses bords vers la pointe; elle est chargée d'un enduit blanchâtre; il y a constipation et souvent de la toux. Souvent encore, la gastrite s'accompagne de fièvre et de mal de tête.

Traitement. — S'il n'y a pas de toux, on donne au malade des boissons acidules ou émollientes; en toutes circonstances, on lui prescrit la diète, des lavements émollients ou légèrement purgatifs pour entrenir la liberté du ventre, et des cataplasmes à l'épigastre dans le cas où la maladie n'est pas intense. Si la gastrite est plus grave, si elle se déclare par une forte fièvre, il faut aussitôt placer au creux de l'estomac de quinze à trente sangsues, et y revenir à plusieurs reprises; s'il est besoin, une saignée du bras est encore utile, et les boissons froides ou même glacées sont indispensables. On tiendra le malade à la diète la plus rigoureuse, lui permettant seulement de sucer de temps en temps de l'orange sans avaler la pulpe.

Si les vomissements se répétaient, et si les moyens que nous avons indiqués n'avaient pas produit la cessation des symptômes, on emploierait le laudanum à la dose de 15 à 30 gouttes dans une potion gommeuse; on placerait des vésicatoires sur les membres, et on tenterait de calmer les vomissements par la potion de Rivière.

Quand la gastrite commence à disparaître, on passe aux tisanes nutritives et un peu toniques, décoction d'orge, de riz; mais néanmoins on ne saurait être trop sévère pour le régime alimentaire des convalescents, afin d'éviter des rechutes qui sont si fréquentes.

Si la gastrite débute avec plénitude de l'estomac, il faut titiller la luette avec une barbe de plume, pour favoriser l'évacuation des aliments. Il peut aussi y avoir des symptômes de faiblesse, de perte de sentiment, qui indiquent un empoisonnement; il faut alors administrer un contre-poison. (Voy. *Empoisonnement.*)

Gastrite chronique. — Les causes sont celles de la gastrite aiguë.

L'embarras gastrique annonce toujours une lésion ancienne de l'estomac. Il se manifeste par une perte d'appétit, des éructations, de la gêne, des efforts pour vomir, ou des vomissements de bile, l'abattement, et une coloration jaune de la face.

Traitement. — Des boissons acidules; un léger purgatif, et le régime alimentaire modéré dissipent en peu de jours un embarras gastrique.

Quand la gastrite chronique succède à une gastrite aiguë, on se met à un régime doux qu'on n'enfreint plus, sous peine de voir une inflammation vive survenir et occasionner les accidents les plus graves.

Gastralgie. (Douleurs nerveuses de l'estomac.)

Causes. — La gastralgie provient habituellement de secousses morales violentes, ou succède à d'autres douleurs nerveuses, tandis que la gastrite est due à l'inflammation de la membrane muqueuse, apportée par un agent irritant.

Traitement. — 5 centigrammes d'opium en pilules, donnés chaque soir pour calmer la souffrance et procurer du sommeil au malade. Ventouses à l'épigastre dans le cas où l'opium, administré comme il est dit précédemment, n'aurait pas rempli le but : cataplasmes chauds ; sinapismes à la région dorsale. Parfois il survient des vomissements sans symptômes d'irritation gastrique chez des individus jouissant d'une bonne santé ; on les combat par l'emploi de quelques gouttes de laudanum et d'éther dans une cuillerée d'eau distillée aromatique, ou par la potion de Rivière.

On fait cesser la constipation par des injections dans le rectum avec deux ou trois cuillerées d'huile d'amandes douces.

Pour les aliments, on préférera le riz, les viandes blanches, la sole, la truite, le merlan, les fruits cuits, bien mûrs ou sucrés; pour boisson, on coupera du vin vieux de Bordeaux avec de l'eau de Seltz, ou même on boira de l'eau pure. On prendra les bains et on recherchera la distraction. Quelquefois l'habitude d'aliments froids a fait cesser les symptômes de gastralgie.

Hépatite. (Inflammation du foie.)

Causes. — Les pays chauds, les refroidissements subits, les vives affections morales. L'hépatite est quelquefois épidémique, comme en 1826 l'observa le docteur *Gomet*, à bord de *l'Espérance*, pendant l'expédition de Bougainville.

Symptômes. — Douleur dans l'hypochondre droit, se propageant souvent à l'épaule; parfois le foie dépasse, ce que l'on reconnaît au toucher, le rebord des fausses côtes (à droite). L'ictère, ou la coloration jaune de la peau, survient assez souvent dans le cours de cette affection.

Traitement. — Saignée du bras de 400 à 600 grammes; ventouses scarifiées sur le point douloureux; mais mieux sangsues, à cause de l'irritation des ventouses; puis cataplasmes émollients. Plus tard, si ces moyens sont restés sans résultat, on met un vésicatoire sur le côté.

Duodénite. (Inflammation du duodénum.)

Les causes de la duodénite sont celles de la gastrite.

Symptômes. — A l'état aigu : douleur vive s'étendant de l'épigastre à l'hypochondre droit ; soif sans cesse renaissante : digestion stomacale s'accomplissant régulièrement en apparence, quand en réalité elle est troublée.

Symptômes de la duodénite chronique. — Douleur se faisant sentir à l'époque de la digestion, quelques heures après le repas. « Cette douleur » consiste dans une sensation que le malade com- » pare à celle que produirait un charbon, une » épine, une boule, ou un animal rampant qui s'é- » lèverait vers la gorge, et gènerait la respiration. » Elle se fait parfois sentir distinctement et profon- » dément à la partie centrale de la voûte du dia- » phragme. Les mouvements de torsion de la co- » lonne dorsale l'augmentent ou la renouvellent. » Dans le plus grand nombre des cas, les symp- » tômes de la duodénite sont mêlés à ceux de » l'inflammation de l'estomac, du foie ou de l'in- » testin grèle. » (Casimir Broussais.)

Une coloration jaune de la peau, moins grande que dans l'ictère, se fait remarquer par la présence de la duodénite.

Traitement. — Voyez le *Traitement de l'entérite.*

Entérite. (Inflammation de l'intestin grêle jéjunum, iléum.)

Entérite aiguë. — Les causes sont celles de la gastrite.

Symptômes. — Il faut, avant de les décrire, diviser l'entérite comme on l'a fait en : 1° *entérite superficielle* ou *diarrhée*; 2° entérite profonde ou phlegmoneuse, 3° et en dysenterie.

1° *Diarrhée.* — Il n'est pas nécessaire de décrire des symptômes que tout le monde connaît. Pour le traitement, il consiste en boissons mucilagineuses comme l'eau de riz ou d'orge; la diète, le repos et une température chaude sont indispensables. Parfois de quinze à vingt sangsues au siége sont d'un bon effet. On fait encore des fomentations émollientes sur le ventre, et on donne des lavements opiacés et amylacés.

Si la diarrhée devient chronique, on prend des boissons aromatiques et astringentes. L'usage de la flanelle sur le ventre à plusieurs fois fait cesser une diarrhée rebelle. Nous recommandons surtout les pilules de Dupuytren, composées de 3 à 5 centigrammes d'opium combiné à 5 centigrammes ou 1 décigramme de sulfate de zinc en deux ou trois doses.

2° *Entérite profonde* ou *phlegmoneuse.* — C'est

l'inflammation des tuniques intestinales, y compris même le péritoine. Les symptômes sont de la douleur, des vomissements, de la constipation, ou du dévoiement, et l'excrétion de matières sanguinolentes. Les causes sont fort nombreuses; tantôt des substances indigestes, tantôt des poisons.

Le siége de cette entérite est dans tout l'intestin. Le pouls se concentre, et bientôt il se manifeste un grand refroidissement du corps. Sa durée est de quatre à vingt jours. Le cas devient très grave quand il se forme un abcès intestinal, à moins que le foyer ne se resserre bientôt.

Le traitement consiste à employer énergiquement la saignée du bras, et les sangsues ou les ventouses scarifiées sur le point douloureux du ventre; à le couvrir de fomentations émollientes; à donner des boissons adoucissantes, des lavements émollients, et à écarter les causes premières qui tendraient à entretenir la maladie : la diète la plus sévère est encore de toute nécessité.

3° La *dysenterie* règne surtout aux *Antilles*, à *Madagascar* et dans les pays chauds. C'est l'excrétion difficile, même avec ténesme, des matières fécales, souvent accompagnées de stries sanguinolentes. Le rectum paraît être principalement le siége de la maladie.

Causes. — L'été et l'automne, l'humidité de l'atmosphère. M. *Lefèvre*, de Rochefort, attribue en grande partie aux vicissitudes atmosphériques la dysenterie qu'il a observée à bord de *l'Isère* dans le fleuve du *Sénégal*. Généralement la cause est dans l'alimentation.

Symptômes. — De même que pour la diarrhée, nous ne jugeons pas à propos de nous y appesantir, tout le monde ayant observé cette maladie. Du reste, pour la diarrhée, la dysenterie ou l'entérite, la distinction de ces maladies n'est pas fort importante, puisque ces trois affections reconnaissent toutes un même principe, l'irritation intestinale. De là vient que souvent à la diarrhée succède tout à-coup la dysenterie, et réciproquement.

Traitement.—Boissons et lavements mucilagineux; cataplasmes arrosés de laudanum, sur le ventre. Pilules de 5 centigrammes d'extrait gommeux d'opium; sangsues à l'anus ou à l'épigastre; et à défaut de sangsues, ventouses scarifiées sur le trajet du colon, des cuisses et du périnée; le malade est mis à la diète la plus rigoureuse et placé dans un endroit bien aéré. *Desgenettes* recommandait l'émigration des pays chauds vers le nord. Il est très important, dans le cas de dysenterie chronique et rebelle, de porter sur la peau des chemises de laine.

Entérite chronique. — Les symptômes sont ceux de l'entérite aiguë persistant.

Traitement. — Il consiste dans l'usage de boissons aromatiques et astringentes, l'emploi de vésicatoires aux cuisses, de vêtements de laine sur la peau, de ventouses scarifiées ou de sangsues sur les points douloureux quand il y a exacerbation.

Péritonite.

Nous ne croyons pas utile de parler de l'inflammation de la membrane séreuse du péritoine, ou péritonite. Cette affection est très rare, même à terre parmi les hommes. En mer les maladies qu'on rencontre le plus souvent sont des inflammations de muqueuses.

Pour la gastro-entérite, voyez le traitement de la gastrite et de l'entérite, et combinez-les; portez-vous encore aux fièvres pernicieuses, et surtout à la fièvre typhoïde, avec laquelle la gastro-entérite a plus d'un rapport.

Cystite. (Inflammation de la vessie.)

Causes. — L'application d'un vésicatoire chargé de poudre de cantharides sur des parties voisines de la vessie. La cystite affecte généralement plutôt les vieillards que les adultes et les enfants, et paraît dans les temps froids et humides. L'habitude de retenir les urines en est encore une cause.

Symptômes. — Douleurs dans la région de la vessie, s'étendant aux reins. Urine claire et incolore les premiers jours, acquérant ensuite une couleur plus foncée, et déposant un sédiment muqueux de plus en plus abondant. La douleur est parfois très vive, surtout quand on veut uriner; sa durée est de vingt à quarante jours.

La *cystirrhée*, ou *catarrhe de la vessie*, se rapproche beaucoup de la cystite par ses symptômes, avec cette différence que dans la cystirrhée il y a un écoulement muqueux qui n'existe pas dans la cystite. Le traitement est le même.

Traitement. — Dans les cas les plus légers, les boissons mucilagineuses, les demi-bains, les lavements et les fomentations émollientes suffisent. Si l'inflammation a une certaine intensité, on recourt aux sangsues à l'anus, au périnée ou à l'hypogastre. La saignée générale et la diète conviennent dans les cas les plus graves.

Quand la cystite devient phlegmoneuse ou profonde, tous les symptômes que nous avons énumérés sont augmentés, et le traitement antiphlogistique doit être employé dans toute son énergie. Si la rétention d'urine se manifestait de manière à inquiéter et à faire souffrir le malade, on sonderait et on laisserait l'instrument à demeure (Voy. *Cathétérisme.*) Dans ce cas, on mettrait les plus grands ménagements possibles, de peur que par des manœuvres imprudentes on irritât encore davantage la vessie.

FIÈVRES

—

Nous n'établirons pas ici de controverse sur la théorie des fièvres, nous nous contenterons de constater seulement leurs symptômes caractéristiques : *l'accélération du pouls*, *l'augmentation de la chaleur*, et un *malaise général*. Ils nous suffiront pour reconnaître la fièvre.

Ces symptômes peuvent exister : 1° d'une manière continue; 2° sous forme d'accès; 3° continus avec accès. De là trois espèces de fièvres : 1° continues; 2° intermittentes; 3° rémittentes.

Fièvres continues.

Autrefois on nommait *fièvres essentielles* des fièvres qu'on ne pouvait rattacher à aucune lésion manifeste; Broussais a démontré que toutes ces fièvres étaient symptomatiques d'une gastro-entérite. Il ne faut donc pas voir dans cette affection une sorte d'*entité*, mais bien un trouble général provenant d'une lésion plus ou moins grave de l'estomac et des intestins.

Il existe deux genres de fièvres continues; l'une est simple : on l'observe dans les inflammations aiguës du poumon, de l'estomac, de la plèvre, du cerveau, etc.; l'autre est continue, grave, et se rapporte à la lésion profonde de la membrane interne de l'intestin (*fièvre typhoïde*).

Fièvre continue simple.

Causes. — Cette fièvre paraît en tout temps, et atteint tous les âges.

Symptômes. — Malaise, insomnie, céphalalgie (mal à la tête), soif augmentée, bouche pâteuse, langue blanchâtre, respiration fréquente, pouls fréquent, urine plus rare et plus foncée. La durée de cette fièvre ne dépasse pas d'ordinaire vingt-quatre heures.

Traitement. — L'action des remèdes est ici fort obscure. On soumet le malade à une abstinence à peu près complète d'aliments, et on traite l'affection aiguë qui coexiste avec la fièvre.

Fièvre continue grave. (Fièvre typhoïde, ou gastro-entérite grave de Broussais, typhus d'Europe (1).

La *fièvre bilieuse* ou gastrique n'est qu'une gastro-entérite chez une personne où le canal digestif fort irrité rend les muscles locomoteurs douloureux et la sécrétion de la bile fort abondante. La *fièvre muqueuse* est la même maladie chez un sujet lymphatique et chez celui dont le

______
(1) Cet article est extrait du *Catéchisme de la médecine physiologique,* page 28.

canal digestif fournit beaucoup de ces mucosités qu'on nomme *glaires*. Elle se caractérise, suivant les auteurs, par une bouche pâteuse et glaireuse, par des aphthes, par la salivation, par des vomissements muqueux ou par des selles de même nature, par des pustules et des croûtes également muqueuses, et par la lenteur de sa marche, qui n'est telle que parce qu'on a mal traité la phlegmasie dans son début. Mais on sait aujourd'hui que les sécrétions muqueuses par la bouche ou par les voies inférieures, accompagnées de fièvre, d'inappétence, de soif, de douleur ou de gêne dans le canal digestif, de céphalalgie, et d'un sentiment de fatigue et de faiblesse dans les membres, indiquent l'inflammation de la membrane dite muqueuse, qui tapisse l'intérieur du canal digestif, depuis la bouche jusqu'au podex (anus).

L'expression *fièvre ardente* signale un très haut degré de fièvre et de chaleur dans ces mêmes affections.

La *fièvre adynamique*, par laquelle on nous dit que se terminent les précédentes, n'est en effet que la gastro-entérite arrivée à un tel degré d'intensité, que les forces diminuent, que les facultés intellectuelles s'émoussent (ce qui donne une sorte d'hébétude appelée stupeur), que la langue brunit, et que la bouche se tapisse d'un enduit noirâtre; mais cette couleur foncée de la bouche a été précédée d'une rougeur éclatante dans le principe; le mucus noir a été blanc, jaune ou gris le premier jour, et tout cela n'a changé que parce que l'inflammation n'a pas été arrêtée dans son commencement. Ce fait est si certain, qu'une application de sangsues faite à propos dissipe la stupeur en quelques heures, fait rétrograder la couleur brune vers le rouge brillant, débarrasse la bouche de ce mucus noirâtre qui la rendait, comme on s'exprime, fuligineuse, et rétablit la force dans l'appareil musculaire.

Le mot *fièvre putride* n'indique que la fétidité de l'haleine, de la transpiration et des selles, qui se joint aux phénomènes précédents.

La *fièvre maligne* ou *cérébrale* n'est que l'irritation du cerveau ajoutée par sympathie à l'inflammation gastrique qui produit les prétendues fièvres bilieuses, muqueuses et putrides; car lorsque le cerveau est primitivement enflammé, on désigne cet état par les mots de frénésie, d'arachnitis ou d'encéphalite; mais il peut bien se faire que l'irritation du cerveau, quoique secondaire, s'élève jusqu'au degré d'une véritable inflammation, ou que celle du canal digestif se développe consécutivement à l'encéphalite.

La *fièvre inflammatoire* n'est qu'une gastro-

entérite où le canal digestif n'est pas trop douloureux, où la bile et la mucosité n'abondent
pas; très intense, elle se rapproche de la fièvre
ardente, mais elle est souvent le premier degré
de toutes les autres; aussi les auteurs nous di-
sent-ils que si elle ne se termine pas en peu de
jours, elle vient se fondre avec les fièvres gastriques, putrides ou malignes, ce qui veut dire que
l'inflammation du canal digestif, d'abord légère,
s'élève à un degré qui produit la faiblesse, la fétidité, ou bien qui se complique de l'irritation
du cerveau.

Dans l'ancienne pratique, au lieu d'éteindre
dès l'abord l'ardeur qui dévorait le canal digestif, on attendait les crises. Or, les crises ne sont
ici que la cessation de l'irritation de ce canal,
qui est remplacée par une irritation qui amène
des sueurs, des hémorrhagies, des inflammations
des parties externes; mais ces crises n'arrivaient
pas si la phlegmasie intérieure était trop forte,
et souvent on faisait tout ce qu'il fallait pour
l'entretenir. Ces crises étaient parfois si violentes, qu'elles coûtaient la vie aux malades.

Traitement. — Point d'émétique ou de purgatifs au début. Une saignée générale en cas d'extrême pléthore, mais le plus ordinairement on
peut s'en passer. On proportionne les sangsues à
l'épigastre et sur les points douloureux à l'âge et

à la vigueur du sujet, de 15 à 50, car le même traitement convient à tous les âges, à tous les sexes et à tous les tempéraments. On doit laisser couler le sang des piqûres, mais surtout il faut s'abstenir de toute boisson nutritive après leur effet.

Si l'inflammation ne cède pas à une première application, on peut y revenir tant que les malades ne sont pas épuisés ; mais s'ils avaient, avant la fièvre, une inflammation chronique, et s'ils étaient déjà exténués, on doit s'en tenir à l'emploi des adoucissants. C'est avec la limonade, la tisane gommeuse, l'eau d'orge ou même l'eau pure, en proscrivant soigneu ment le bouillon, que l'on poursuit une gastro-entérite qui a résisté. Cette résistance dépend presque toujours, ou de ce que l'inflammation était latente et chronique avant d'être aiguë ; ou de ce que le malade a été stimulé, émétisé, purgé les premiers jours ; ou de ce qu'il a laissé faire des progrès à sa maladie avant d'appeler du secours ; ou de ce qu'il a commis des imprudences, se croyant déjà guéri ; ou enfin cela vient de ce qu'il est saisi d'une vive affection morale, car souvent la frayeur rend ces maladies dangereuses, et produit l'irritation cérébrale chez les personnes pusillanimes. Quoi qu'il en soit, lorsque la fièvre persiste chez un malade que l'on ne peut plus saigner, on s'en tient aux boissons que je viens d'indiquer, ou à d'autres analogues, aux topiques émollients, aux lavements adoucissants, aux bains de pieds, aux applications d'eau froide ou de glace à l'épigastre ou à la tête dans la saison des chaleurs, lorsqu'on ne craint pas l'inflammation des poumons, et l'on attend avec calme que la nature amène la guérison de la phlegmasie.

Lors même que ces fièvres sont parvenues à l'adynamie, ce qui signifie faiblesse, défaut de forces, il faut continuer le traitement antiphlogistique; si la faiblesse est dans les organes du mouvement (les muscles), c'est parce que la force est concentrée dans les viscères, comme le prouvent l'ardeur qui les consume et qui se répète à la peau, l'extrême accélération des battements du cœur, et la promptitude avec laquelle les forces musculaires se rétablissent aussitôt que le sang a coulé. C'est à cette ignorance de la direction vicieuse des forces que l'on doit la prolongation de la plupart des prétendues fièvres essentielles, car il est peu de médecins qui n'en commencent le traitement par les antiphlogistiques; mais aussitôt qu'ils voient les forces diminuer, la terreur de l'adynamie les porte à recourir aux stimulants; la phlegmasie se ranime; la membrane muqueuse des intestins s'ulcère, et il faut beaucoup de temps pour obtenir la guéri-

son, même en suivant la méthode la plus ration-
nelle.

On soutient les forces avec des boissons gom-
mées, sucrées et mucilagineuses. Le bouillon de
poulet le plus léger suffit même quelquefois
pour exaspérer l'inflammation, et avec elle la
fièvre.

Choléra-morbus. — Fièvre jaune.

Ces deux cruelles maladies doivent être rangées parmi les gastro-entérites graves. Les pays
qu'elles atteignent et qu'elles ravagent les voient
survenir surtout dans les chaleurs excessives;
alors les corps de la nature se putréfient, exhalent des miasmes qui pénètrent par la salive dans
l'organisme; aussi les voies digestives, qui, à
cause de cette haute température, éprouvent
déjà une irritation brûlante, ne tardent-elles pas
par cet excitant à s'enflammer.

Les miasmes putrides sont des gaz ou des vapeurs qui se dégagent des végétaux, et surtout
des animaux privés de vie, et exposés à la putré-
faction par l'influence de l'air, de l'humidité et
de la chaleur de l'atmosphère. Plus ces conditions
sont prononcées, plus la décomposition est rapide, plus les vapeurs qui s'en exhalent sont
meurtrières, c'est-à-dire irritantes. Elles pénètrent alors dans notre corps, et y déterminent

des inflammations graves. Les navires, pour toutes
ces raisons, deviennent parfois aussi des foyers.
Il faut suivre en tout point le traitement antiphlogistique indiqué pour la gastro - entérite,
traitée dans l'article précédent, et redoubler de
soins hygiéniques.

On emploiera les révulsifs, comme les cautères
ou les vésicatoire aux jambes, seulement après
avoir usé des moyens antiphlogistiques, afin de
ne pas congester les parties au lieu de les dés-
irriter.

Fièvres intermittentes.

Les fièvres intermittentes reconnaissent pour
première cause une irritation qui se porte au
moment de l'accès sur les voies gastriques, et
surtout sur l'estomac.

Les fièvres intermittentes ont plusieurs types :
le *quotidien*, quand les accès reviennent tous
les jours ; le *type tierce*, quand ils reviennent de
trois en trois jours, laissant un jour d'intervalle ;
et la *fièvre quarte*, la plus rebelle, paraît de
quatre en quatre jours.

Symptômes. — La fièvre commence par le
froid, continue par la chaleur, et se termine
par la sueur. De ces trois périodes, la dernière
est d'ordinaire la plus longue. La durée des accès est habituellement de quatre à cinq heures,

puis l'état d'intermission lui succède. Les accès ne sont pas toujours semblables ; souvent les fièvres changent de types, de quotidiennes elles deviennent tierces ou quartes, parfois même continues.

Traitement. — Une pratique louable consiste à faire au début, sur un sujet pléthorique, et dans la première période de l'accès, soit une saignée générale du bras, soit une application de sangsues ou de ventouses scarifiées au creux de l'estomac, à l'épigastre.

On donne ensuite, dans l'intervalle des accès, et par cuillerées d'heure en heure, une potiou de quinine (3 décigrammes de sulfate de quinine dissous préalablement dans de l'eau de gomme, avec quelques gouttes d'acide sulfurique). Si la dose n'est pas assez forte, on peut la porter jusqu'à 1 gramme ou 15 décigrammes. La dose du sulfate de quinine devra être d'autant plus élevée que les accès seront plus violents et plus éloignés les uns des autres, que la saison sera plus froide et plus humide, et que le malade sera plus âgé et moins irritable.

Si l'estomac répugne au sulfate de quinine en potion, on l'administre en demi-lavement à la dose de 35 à 65 centigrammes. Dans ce cas, on donne d'abord un lavement émollient, que le malade rend bientôt après; puis le lavement médicamenteux, qu'il garde le plus long-temps possible.

Pendant l'accès de fièvre intermittente, on tient le malade chaudement au lit. Dès que la période de froid se manifeste, on lui fait boire une tisane aromatique chaude; on la remplace pendant la chaleur par une boisson acidule ou gommeuse; et, lors de la sueur, on en revient aux tisanes légèrement diaphorétiques.

La convalescence exige de grands ménagements. On doit surtout éviter le froid, l'humidité, les impressions morales trop vives, les écarts de régime; l'usage de la flanelle sur la peau est à juste titre très recommandé.

Fièvres intermittentes pernicieuses.

On nomme fièvres intermittentes pernicieuses celles qui marchent avec tant de violence et de rapidité, que la mort suit habituellement le quatrième, le troisième, le second, même le premier accès.

Symptômes. — Une prostration de forces effrayante s'empare tout-à-coup du malade; le pouls devient faible et irrégulier, ou bien il se fait une perte considérable du sentiment et du mouvement. La violence du mal masque assez souvent les trois périodes ordinaires du froid, de la chaleur et de la sueur.

Causes. — Des émanations de miasmes putrides aux temps chauds.

Traitement. — Il faut se hâter de donner immédiatement après le premier accès le sulfate de quinine à très haute dose, de 1 à 2 grammes, par exemple, dissous dans une potion gommeuse à l'aide de quelques gouttes d'acide sulfurique, et qu'on fait prendre par quart, par tiers, ou par moitié, selon que l'intervalle des accès est plus ou moins long, de manière toutefois à ce que la dernière dose du sulfate soit terminée deux heures au moins avant le retour du prochain accès.

On traitera en même temps les affections qui compliquent cette fièvre, comme l'*encéphalite*, l'*apoplexie*, la *pneumonie*, l'*entérite*, le *choléra-morbus*.

ASPHYXIES.

—

Jadis on entendait par asphyxie la suspension de la circulation ; aujourd'hui c'est la suspension de tous les phénomènes vitaux par des causes qui agissent exclusivement, ou du moins d'une manière spéciale, sur les organes de la respiration.

PREMIÈRE CLASSE. — *Asphyxie par manque d'air dans les poumons.*

A. *Asphyxie par strangulation*, ou *asphyxie des pendus.* — Elle donne rarement lieu d'appliquer un traitement pour la combattre, car dans ces cas il y a des désordres concomitants, tels que la luxation des vertèbres, des ruptures qui causent presque toujours la mort. Néanmoins on pourra la vaincre par le traitement que nous indiquerons en général.

B. *Asphyxie par submersion*, ou *asphyxie des noyés.* — Des individus cessent de vivre après quelques minutes de séjour dans l'eau; d'autres ont été rappelés à la vie après plusieurs heures.

Asphyxie dans le vide. — Cette sorte d'asphyxie n'a encore été remarquée que par des expériences volontaires faites sous une machine pneumatique. On peut rapporter à ce genre d'asphyxie celle des nouveaux-nés.

DEUXIÈME CLASSE. — *Asphyxie par des gaz non respirables.*

A. *Asphyxie par le gaz azote.* — Cette asphyxie a lieu quelquefois dans les cales où sont déposées des substances qui ont de l'affinité pour l'oxigène, les huiles en particulier. Au bout de quelque temps on devient pâle, verdâtre, et on éprouve un grand malaise qui se termine même souvent par une perte de connaissance. Dans ce genre, sont encore comprises l'asphyxie par le gaz hydrogène, celle par le gaz oxidule d'azote, celle par l'acide carbonique, par le défaut de renouvellement d'air.

TROISIÈME CLASSE. — *Asphyxie par les gaz nuisibles.*

1° On a tenté l'expérience sur des animaux avec des *gaz irritants*, l'acide sulfureux, le chlore (acide muriatique oxigéné), l'ammoniaque, et l'asphyxie a eu lieu au bout de quelques minutes; dans certains cas deux minutes et demie ont suffi.

2° On meurt très promptement asphyxié par les *gaz délétères* comme l'oxide de carbone et l'hydrogène carboné, l'hydrogène sulfuré, l'hy-dro-sulfure d'ammoniaque et le gaz nitreux. Mêlés à l'air, ces gaz ont un effet moins terrible.

L'asphyxie peut durer de peu de minutes à plusieurs heures. Dans tous les cas, avant que l'asphyxié ne recouvre ses esprits, les phénomè-nes vitaux se rétablissent peu à peu; par inter-valles il pousse des cris.

Traitement. — Il est général et se rapporte à tous les genres; en même temps il s'adresse en particulier à quelques espèces. D'abord, il faut éloigner la cause, et dépouiller le malade de ses vêtements. Un conseil fort important qu'on ne perdra jamais de vue, c'est de persister dans les moyens que nous allons indiquer jusqu'à ce qu'on soit pleinement convaincu que l'asphyxié a cessé de vivre.

Frictions sèches, ou avec le liniment volatil camphré : sinapismes aux extrémités (aux bras, aux cuisses et aux jambes); vésicatoires d'eau bouillante par le procédé Mayor; ventouses sè-ches; immersion momentanée dans l'eau froide. De temps en temps on titille la luette avec la barbe d'une plume pour provoquer des vomisse-ments; lavements âcres et purgatifs; saignée du bras pendant la mort apparente, ou quand la circulation n'est plus suspendue; la turgescence des veines est une indication dans le premier cas; dans le second, le tumulte des battements artériels.

S'il y a asphyxie par défaut d'air, on en souffle promptement par la bouche ou les narines. Voici comme on procède : on a un soufflet ordinaire dont on introduit le tuyau dans la bouche en comprimant les lèvres à l'entour et en pinçant le nez. On donne alors un coup de soufflet assez fort, puis on le retire peu après pour laisser la respiration s'effectuer s'il y a lieu, et l'on recommence ainsi de onze à quinze fois par minute. Il est important dans cette petite opération de savoir si l'air va bien à sa destination, aux poumons. On le reconnaît quand la poitrine se gonfle à chaque coup de soufflet. Si au contraire, il entrait dans le ventre, il se ballonnerait et ferait entendre des gargouillements ; si cet accident arrivait, on renoncerait aussitôt à ce moyen.

Dans l'asphyxie par submersion, on ôte tout d'abord les vêtements froids et humides au noyé, et on les remplace par des linges chauds et secs, ou mieux encore on l'enveloppe dans une couverture de laine chaude. On lui met aux pieds des briques chauffées, ou des bouilloires pleines d'eau chaude; on le place devant un feu de flammes. La saignée ne convient que lorsque le corps est revenu à une température convenable. Il faut se garder de suspendre, comme quelques uns font, le noyé par les pieds; c'est une pratique nuisible.

Les autres genres d'asphyxies ne présentent pas d'indications particulières.

———

EMPOISONNEMENTS.

Traitement général. — Quand on reconnaîtra un empoisonnement, ce dont on se convaincra irrévocablement à l'aide des signes généraux qui se manifesteront alors, et par le souvenir des substances ingestées précédemment, il faudra prendre en considération deux choses essentielles : 1° si le poison est avalé depuis peu de temps, s'il se trouve encore dans l'estomac, on le chasse le plus promptement possible. Pour cela, on fait vomir le malade, soit en lui chatouillant la luette avec la barbe d'une plume, soit en lui plongeant deux doigts dans la gorge. Si ces moyens sont insuffisants, afin de ne pas perdre en tâtonnements un temps précieux, on administrera aussitôt l'eau chaude en grande quantité, ou l'émétique à la dose de deux à trois décigr., ou le sulfate de zinc à la dose de 1 gram. à 13 décigram. ou le sulfate de cuivre à la dose de 15 centigrammes à 2 décigrammes, dissous dans un verre d'eau ; puis on fera boire des tisanes aqueuses, mucilagineuses, adoucissantes ; — 2° si l'on ne réussissait pas par le vomissement à expulser complétement le poison, on recourrait au plus tôt à un de ces médicaments, dits *contre-poisons* ou *antidotes*, qui décomposent ou neutralisent les poisons en se combinant avec eux.

Nous allons examiner chacun de ceux-ci en particulier.

PREMIÈRE CLASSE. — *Poisons irritants, corrosifs ou caustiques.*

A. *Empoisonnement par les acides minéraux et végétaux.*— *Traitement.* — On fera tout d'abord vomir par les moyens indiqués dans le paragraphe précédent; puis on administrera comme contre-poisons, l'eau de savon, et les lavements émollients.

Quand l'effet du poison sera neutralisé, ou si la promptitude des secours ne lui a pas laissé le temps d'agir, comme traitement consécutif applicable à presque tous les empoisonnements, ainsi qu'on le verra en poursuivant cette lecture, on combattra l'irritation des voies intestinales, ordinaire dans ces cas, par les antiphlogistiques, tels que sangsues, ventouses scarifiées sur le point douloureux et sur l'épigastre, bains tièdes, et fomentations émollientes sur l'abdomen.— Ces moyens étant inefficaces, on emploie la saignée du bras et les sangsues au cou, quand la déglutition se fait péniblement.

Régime alimentaire. — Dès que les phénomè-

nes de l'empoisonnement auront disparu, on
mettra le malade à un régime particulier. —On
lui permettra l'eau de veau, le bouillon de poulet,
l'usage des fécules, et on proscrira rigoureusement les vins, les spiritueux et les aliments solides. — Voilà le seul moyen de favoriser la convalescence; à la longue seulement, et quand toute
crainte sera dissipée, on pourra revenir au train
de vie habituelle.

B. *Empoisonnement par les préparations de
plomb* (1). — *Traitement général.* — Comportez-
vous comme il est dit au paragraphe A, en sub-
stituant les boissons opiacées à celles qui sont
prescrites, après l'administration de l'antidote.

Le sulfate de magnésie, donné plusieurs fois
de suite, à la dose de 8 à 16 grammes délayés
dans un peu d'eau, est le contre-poison réclamé
dans ce cas.

C. *Empoisonnement par les préparations mer-
curielles et cuivreuses.* — *Traitement général.*
(Voyez A.)

Le contre-poison est la farine délayée dans
de l'eau, ou l'eau albumineuse; on la fait avec

(1) Le vin étant par malheur et trop souvent falsifié avec de
pareilles drogues, l'ivresse parfois pourrait donner des symptômes de cet empoisonnement; alors on ne se contentera pas
de l'antidote de l'ivresse, recommandé dans l'hygiène de ce
livre, mais on recourra de toute nécessité au traitement indiqué
ici.

quatre ou six blancs d'œufs pour un verre d'eau. M. *Devergie* préfère les jaunes d'œufs aux blancs, et il ajoute qu'un jaune d'œuf neutralise 15 décigrammes de sublimé.

D. *Empoisonnement par les préparations d'arsenic.* — *Traitement général.* (Voyez A.)

Le contre-poison est l'eau sucrée pure, ou coupée avec un tiers de chaux; puis on donne une potion huileuse (potion gommeuse de 250 grammes; ajoutez-y peu à peu 8 ou 10 grammes d'huile d'amandes douces, ou l'albumine étendue d'eau.)

E. *Empoisonnement par le verre et l'émail.* — Le traitement consiste à gorger tout d'abord le malade de fécules afin d'envelopper complétement le poison, pour l'empêcher d'agir sur l'estomac; puis, on recourt au vomissement par les procédés recommandés plus haut. Ensuite on met en usage les boissons mucilagineuses, les adoucissants, les fomentations et les bains émollients, les sangsues et les ventouses scarifiées sur les points douloureux.

DEUXIÈME CLASSE. — *Poisons narcotiques.*

Jusquiame, belladone, mandragore, morelle, laitue vireuse, opium, etc. — *Traitement.* — Faites vomir promptement avec l'émétique, le sulfate de cuivre, ou le sulfate de zinc, comme il est déjà dit; puis donnez des boissons acidulées avec le vinaigre ou le citron.

S'il y a *narcotisme* (c'est-à-dire s'il se manifeste ce genre d'assoupissement qu'engendre particulièrement l'opium), combattez-le par le café à l'eau et les potions stimulantes alcoolisées; faites des frictions sèches avec la flanelle sur les membres, et pratiquez une saignée du bras s'il y a menace d'apoplexie.

Quand le poison narcotique, au lieu d'être ingéré dans l'estomac, agit par l'extérieur, on suivra ce traitement de point en point, en omettant toutefois de faire vomir.

TROISIÈME CLASSE. — *Poisons narcotico-âcres.*

Champignons vénéneux. — *Traitement.* — Faites vomir, donnez des purgatifs, et conduisez-vous d'après le traitement déjà indiqué.

QUATRIÈME CLASSE. — *Poisons septiques ou putréfiants.*

A. *Morsures des vipères et des serpents.* — Faites aussitôt, si les accidents sont légers, une ligature au-dessus de la plaie; laissez saigner la plaie, couvrez-la de ventouses sèches et lavez. Si le cas est plus grave, cautérisez avec le fer rouge. — Donnez ensuite des potions calmantes, sudorifiques, quelques gouttes d'ammoniaque liquide.

B. *Empoisonnement par certains animaux.* (*dorade, congre, clupé cailleux tassart, moules*)- — *Traitement.* Faites vomir avec l'émétique; puis de l'éther sur du sucre, une potion anti-spasmodique, des boissons acidules; et combattez les douleurs par quelques sangsues.

LIVRE QUATRIÈME.

—◦—

CHIRURGIE.

LÉSIONS CHIRURGICALES ET AFFECTIONS GÉNÉRALES, BIEN
QUE DU DOMAINE DE LA MÉDECINE.

Plaies.

Les plaies superficielles n'intéressant que les
parties molles, doivent tout d'abord, quel que
soit du reste leur siége, être rasées largement
si elles sont garnies de poils (celles de la tête, de
la poitrine et du ventre). On réunit ensuite par
première intention. Voici le procédé : On prend
du sparadrap gommé; on le taille en bandelettes larges d'un ou de deux travers de doigt.

selon l'étendue de la plaie, et après l'avoir convenablement chauffé pour le rendre collant, on l'applique de manière à réunir et à tenir en parfait contact les deux lèvres de la plaie. On n'épargnera pas la longueur des bandelettes; elles acquièrent par là de la solidité. Si la plaie est à un membre, au bras, à la main, à la cuisse, à la jambe, au pied, ou même à la tête, en faisant la réunion, on l'entourera en entier, et on serrera médiocrement. On recouvre ensuite la plaie d'un gâteau de charpie, et on l'assujettit avec une bande. Il faut, dans tous les cas, recommander le repos au blessé, surtout si le membre inférieur est atteint. On le tient à un régime doux, pour ne pas exaspérer les phénomènes d'inflammation qui se développent d'habitude après une lésion considérable, et on ne lève ce premier appareil que quinze jours après son application.

Ordinairement, à cette époque, la plaie est guérie, ou si près de l'être, que quelques soins, de la propreté, et l'attention de la couvrir avec de la charpie pour la préserver du contact de l'air, suffisent à sa guérison.

Ce traitement s'applique surtout aux plaies de tête, quelquefois d'une longueur énorme, et qui ne résistent jamais à cette réunion immédiate. Le talent dans ce cas est de savoir réunir : la nature fait le reste.

Les plaies par piqûre sont assez rares. On combat l'inflammation par les sangsues et les émollients, soit cataplasmes ou fomentations, et on extrait le corps vulnérant.

Nous ne traitons pas des plaies par armes à feu; les cas en sont trop rares, et l'étendue de notre ouvrage ne nous permet pas d'entrer dans les longues considérations que comporterait ce sujet.

Plaies par arrachement. — Ces plaies sont communes. Dans une manœuvre, soit fortuitement, soit par maladresse, un cordage peut enlever un membre ou une partie du membre; un doigt, par exemple, et l'arracher violemment.

Souvent ces plaies nécessitent l'amputation au-dessus de la blessure; souvent aussi, et c'est ce que nous conseillons, il suffira d'égaliser avec un bistouri la plaie, et d'en rapprocher les bords. S'il y a hémorrhagie, voyez ce qu'il y a à faire à l'article *Hémorrhagie.*

Plaies par morsures d'animaux venimeux. — Il faudra dans ces occasions faire sur la plaie des applications huileuses, et la frotter avec un liniment ammoniacal. Dans les cas désespérés, on scarifie (entaille profonde) les chairs avec le bistouri convexe, ou l'on cautérise avec l'ammoniaque liquide. (Voyez page 150, parag. A.)

Plaies de poitrine et de ventre. — Ce sont les

plaies les plus dangereuses par les accidents qu'elles peuvent entraîner. Nous conseillons la réunion immédiate pour tous les cas. S'il y avait épanchement de sang dans la poitrine par hémorrhagie interne, et que le malade menaçât de suffoquer, il serait beau d'imiter le dévouement d'un professeur à l'École de médecine de Paris, de M. Roux, qui suça le sang épanché jusqu'à complète évacuation.

Ulcères.

Ce chapitre semble tout d'abord devoir présenter beaucoup d'intérêt, mais, après réflexion faite, nous ne lui donnerons pas une grande étendue, car les ulcères sont des solutions de continuité entretenues et souvent déterminées par une cause interne ou un vice local; et nous ne supposons pas que les marins, à qui s'adresse ce livre, s'embarquant pour un temps assez limité, soient atteints de vices qui doivent en tout temps les faire refuser. (Voir *Maladies vénériennes* et *Gale* pour les *ulcères vénériens* et les *ulcères psoriques.*)

Phlegmon. (Petit abcés.)

On donne le nom de phlegmon à l'inflammation du tissu cellulaire. Les phlegmons sont superficiels ou profonds.

Causes. — Chutes, piqûres, corps étrangers introduits dans les organes.

Symptômes. — D'abord, douleur dans la partie qui doit être le siége du phlegmon. Bientôt survient une tumeur arrondie, circonscrite, dure, d'une couleur rouge non limitée. Cette rougeur ne disparaît pas par la pression du doigt; puis la suppuration se forme, la tumeur s'amollit, donne de la fluctuation au toucher; la peau pâlit, devient blanche au centre, se perce, et il s'en écoule une quantité plus ou moins considérable de pus.

Traitement. — Le plus souvent le traitement doit être anti-inflammatoire général et local; on fait des applications de sangsues et de compresses émollientes. Quand la suppuration est établie, il faut lui ouvrir une issue avec le bistouri, et favoriser le dégorgement du foyer purulent.

Panaris.

Le panaris est l'inflammation phlegmoneuse des doigts. Cette affection est très douloureuse, à cause du grand nombre de nerfs qu'ils reçoivent.

Le panaris est de deux espèces : l'un, le moins grave, se nomme *tourniole*, et a son siége entre le derme et l'épiderme: l'autre, le *panaris* proprement dit, ou mal d'aventure, a son siége dans le tissu cellulaire sous-cutané des doigts.

1° *Tourniole*. — On la traite par les cataplasmes émollients, et même par quelques sangsues. Quand il s'amasse de la sérosité (un point blanc décèle sa présence), on y fait une piqûre avec la pointe de la lancette.

2° *Mal d'aventure, panaris proprement dit.* — La maladie commence par l'irritation du tissu cellulaire sous-cutané. La partie s'enflamme, devient rouge, tendue, très douloureuse, et fait éprouver de vifs élancements au malade. L'inflammation se propage souvent à la main, à l'avant-bras, et à tout le membre supérieur. Il survient souvent de la fièvre, quelquefois des convulsions, et parfois aussi la mort. Les accidents pouvant être très graves, comme on voit, il ne faut pas négliger la maladie. On fait avorter l'inflammation avec des cataplasmes opiacés et des incisions profondes, si le mal s'aggrave. On a recours ensuite aux sangsues, à la saignée du bras, et à tous les antiphlogistiques, comme cataplasmes, et fomentations émollientes.

Contusions.

Les contusions sont des lésions produites par le choc des corps, sans perte de substance, et sans déchirure de la peau.

La peau étant fort élastique se rompt difficilement. On ne s'est pas toujours rendu compte de

ce phénomène, car lorsque le choc d'un boulet de canon produisait sur un membre une
contusion si profonde que tous les tissus placés sous la peau, os, muscles, tendons, étaient
réduits en bouillie, sans lésion apparente de l'é-
piderme, on en attribuait la cause au *vent du
boulet.*

Il y a deux degrés de contusions : le premier,
le plus simple, existe quand des capillaires sanguins ayant été rompus par la force du choc, le
sang s'infiltre dans le tissu cellulaire, et produit à
la peau une légère ecchymose (ou tache bleuâ-
tre). Ce genre de lésion peut atteindre toutes les
parties du corps. Si la contusion est simple, telle
que je l'ai exposée, elle est peu alarmante, à
moins toutefois qu'elle n'existe près des yeux,
car alors le corps vulnérant, en attaquant un organe si précieux, pourrait causer de grands désordres.

On met sur la partie simplement contuse, des
compresses imbibées d'eau très fraîche, salée et
vinaigrée. S'il y a de la tuméfaction, on la comprime avec un sou enveloppé dans du linge, et
on maintient cette compression à l'aide de quelques tours de bande. Ce moyen favorise en même
temps l'absorption du sang.

Une contusion simple aux paupières sera traitée par des lotions résolutives, c'est-à-dire des

compresses imbibées d'eau blanche, qu'on arrosera souvent avec cette liqueur.

Pour les contusions du deuxième degré, avec désorganisation profonde des tissus sous-jacents à la peau, qu'il y ait ou non lésion externe, comme des résolutifs ne pourraient jamais ramener à leur état naturel les parties réduites en putrilage, on recourt promptement à un moyen plus efficace. On pratique dans ce cas-là une profonde incision avec le bistouri pour faire dégorger les matières, de peur que leur contact prolongé avec les parties environnantes ne détermine bientôt la gangrène. Tout en conseillant cette pratique, nous devons y mettre des restrictions qu'on ne saurait blâmer. Souvent cette opération laisse à nu des artères et il faut les lier. C'est déjà une grande difficulté pour des mains inexercées. (Voyez *Ligature*, page 63.) Si pourtant quand un semblable accident se présente, on devait toucher terre deux ou trois jours après, on attendrait, pour s'éclairer des conseils d'un docteur, et on ne tenterait pas une opération dont les résultats pourraient être fâcheux. On la pratiquera seulement dans les cas extrêmes.

On recouvrira ensuite la plaie avec un plumasseau de charpie dont on distraira quelques brins pour les faire entrer dans l'incision, et on y ajoutera un léger cataplasme de farine de graine de lin, arrosé d'eau blanche.

Les suites de la contusion au deuxième degré avec broiement du membre, étant de nature à opérer la mort, il faudrait, si on craignait de la voir survenir, se hâter plutôt de pratiquer l'amputation. (Nous donnerons à ce mot quelques idées de cette opération. Nous tremblons en parlant ainsi; nous voyons surgir le blâme de la part de nos confrères. Malgré tous les reproches qu'on se croirait en droit de nous adresser, nous persistons à dire avec la conviction et l'amour de l'humanité qui nous dirigent, qu'il vaut encore mieux confier le couteau d'amputation à des mains adroites et inexercées que de laisser périr sous ses yeux un malheureux voué à une mort certaine!)

Si la contusion, qu'elle soit du premier ou du deuxième degré, occasionne quelques mouvements fébriles et des douleurs de tête, il faudra soumettre le malade à la diète, lui donner tout au plus deux bouillons par jour, et augmenter sa nourriture à mesure que le mal diminuera. Le premier jour, au moment où la réaction du sang se fera, il sera prudent de pratiquer une saignée du bras de 360 à 600 gram. proportionnée à l'âge et à la force du malade.

Si l'incision suffisait, et laissait peu à peu sortir

toutes les matières accumulées, ou la traiterait comme les plaies ordinaires. (Voy. *Plaies.*)

Brûlures.

On donne le nom de brûlures aux lésions produites par le feu ou les corps chauds. Les brûlures ont été divisées en trois classes, selon leurs divers degrés d'intensité. Il est d'autant plus important de les bien classer, que le traitement varie pour chacune d'elles.

Première classe. — Elle se compose des brûlures qui résultent d'un contact peu prolongé du feu sur les tissus. Elle se manifeste par une forte rougeur et une douleur cuisante.

Le traitement en est simple. Il suffit d'appliquer sur la partie, des compresses imbibées d'eau blanche (deux cuillerées à bouche d'extrait de saturne dans un litre d'eau), ou d'eau vinaigrée, ou d'eau alcoolisée, avec le soin de renouveler le liquide assez fréquemment pour qu'il ne s'échauffe pas. Il serait mieux encore, si la partie brûlée au premier degré est un membre, de le placer dans un bain d'eau maintenue constamment froide à zéro ou à une température voisine de zéro. On emploie encore avec des chances de succès, les irrigations froides continues. (Pour cela, on dispose un robinet d'où s'échappe, en filet mince, une eau froide contenue dans un seau.)

Deuxième classe. — Les brûlures de cette catégorie sont plus graves. Il n'y a pas seulement rougeur de la peau et douleur; l'inflammation est plus vive, l'épiderme se soulève, des décollements surviennent, et produisent des vésicules bleuâtres qu'on nomme phlyctènes. Quand on les enlève, on trouve le derme ulcéré. On perce les phlyctènes dans le lieu le plus déclive pour donner issue à la sérosité accumulée, on couvre la brûlure de fomentations ou de cataplasmes émollients et narcotiques (on y jette 3o gouttes environ de laudanum sur chaque); et on panse la surface ulcérée avec du cérat opiacé.

Troisième classe. — Elle renferme les brûlures les plus dangereuses. Dans ce cas, les parties sont complétement désorganisées et couvertes d'une escarre noirâtre et comme charbonnée. Les malades y survivent rarement; s'ils échappent, ils conservent une faiblesse organique si grande d'habitude, qu'ils perdent à peu près complétement l'usage de leur membre! Après la chute des escarres, on voit une surface profondément ulcérée; on la panse comme les plaies. Des topiques émollients (*fomentations et cataplasmes*) font tomber les escarres; après quoi on combine le traitement des plaies simples avec celui des brûlures du deuxième degré.

Indications générales. — Dans les cas graves,

quelquefois même dans les brûlures du premier degré, un accès de fièvre se montre chez les personnes irritables. On le combat par la saignée du bras et les boissons acidules ; de plus, on impose scrupuleusement le repos et la diète.

La combustion plus ou moins générale, dite *combustion humaine*, donne inévitablement la mort : les soins qu'on prodigue sont considérés comme à peü près inutiles. Pourtant, nous conseillons un dernier moyen, si le hasard le rendait praticable, et qui, dit-on, a réussi dans une fabrique : c'est de coucher le malheureux immédiatement sur du coton brut. Si la brûlure a désorganisé un membre au point de rendre sa guérison très évidemment impossible, il serait encore mieux *d'amputer* le membre que de voir périr le malade. (Voy. *Amputations*.)

Entorses.

Entorse est synonyme de *foulure* ; elle existe toutes les fois que les ligaments qui assujettissent les jointures ont été distendus et déchirés. Les articulations du pied avec la jambe, et de la main avec l'avant-bras y sont le plus exposées.

Il y a ordinairement un amas de liquide dans la partie irritée, aussi se gonfle-t-elle bientôt ; et ce gonflement se termine de diverses manières. Tantôt il se résout, et souvent il arrive à suppuration. Cette maladie offre beaucoup de gravité ;

quand elle n'est pas attaquée à son début avec
énergie, elle devient la cause de lésions articulaires qui nécessitent parfois l'amputation.

Dès qu'on reconnaît une entorse (la douleur
suffirait pour la montrer; nous verrons du reste
à l'article *luxation*, la manière de la différencier
des autres affections qui lui ressemblent, et de la
luxation particulièrement), on plonge le membre
dans un bain d'eau froide, à laquelle on ajoute
15 grammes d'extrait de saturne par litre d'eau,
et on l'y laisse plusieurs heures, toutefois en
renouvelant l'eau froide de temps en temps pour
qu'elle n'acquière pas de chaleur. Si l'entorse est
au pied, le malade évitera tout mouvement; on
le portera sur son lit, et on le débarrassera de sa
chaussure. Le pied sera tenu élevé. Si le blessé
était couvert de sueur au moment de l'accident,
on attendrait que sa peau se séchât, avant de
faire des applications réfrigérantes. Les bains
froids seraient encore contre-indiqués chez les
femmes à l'époque de leurs règles, chez les personnes enrhumées et celles dont la poitrine est
délicate. Dans ce cas, on ferait un bandage compressif qu'on arroserait fréquemment avec de
l'eau blanche alcoolisée à 30 grammes par litre,
ou on lui substituerait un mélange de suie de che-
minée, d'alun et de blancs d'œufs battus ensemble. Voici cette préparation : on bat six ou huit

blancs d'œufs jusqu'à ce qu'ils fassent neige ; alors on y délaie 5 grammes d'alun pulvérisé et une quantité suffisante de suie pour former une espèce de pâte facile à étendre sur toute l'articulation malade. On y ajoutera du laudanum dans la proportion d'une ou deux cuillerées. S'il y avait plaie, on la couvrirait d'un plumasseau de charpie, enduit de cérat opiacé, et on étendrait tout autour la pâte préparée comme il est dit.

La compression est sans doute un excellent moyen, mais elle exige pour être faite convenablement beaucoup d'adresse. Il faut éviter les plis, et tenir un milieu louable entre une compression trop ou trop peu active. Ce bandage, une fois bien établi, on ne le défait pas, on l'arrose seulement d'eau blanche alcoolisée quatre fois par jour.

Si l'inflammation se déclarait, on la combattrait par des saignées locales, les sangsues ou les ventouses. Ces moyens et les cataplasmes émollients, en un mot le traitement antiphlogistique dans toute sa rigueur est ici nécessairement indiqué. On ajourne l'appareil compressif jusqu'à la cessation à peu près complète des phénomènes inflammatoires.

Quand l'engorgement de l'articulation persiste après le traitement que nous avons conseillé, on recourt aux douches de liqueurs résolutives,

comme l'eau froide vinaigrée, l'eau blanche alcoolisée, etc.

Luxations.

On dit qu'il y a luxation, ou qu'un membre
est démis, quand, par l'effet d'une violence quelconque, des surfaces articulaires cessent d'être
en contact.

C'est peut-être de toutes les affections chirurgicales, la plus difficile à traiter ici pour être également complet et intelligible. La connaissance
parfaite des luxations ne s'acquiert pour un médecin que par une étude approfondie des articulations. Il faudrait donc voir avec soin chaque
articulation, en faire une anatomie physiologique exacte, ce que ne nous permet pas le plan
de cet ouvrage.

Les articulations le plus ordinairement luxées
sont celles que forment des têtes d'os reçues
dans des cavités d'os correspondant : ainsi, celles
de l'épaule, du coude, du poignet, des doigts
et du pied.

N'oublions pas que les os sont tenus en contact par des ligaments, rubans d'un tissu fibreux
très fort, s'attachant à l'un et à l'autre os.

Dans l'entorse, il n'y a pas déplacement des
os ; les ligaments seuls sont distendus ou lacérés.
Dans la luxation, le phénomène principal est le

changement de position des extrémités osseuses articulaires. Il peut exister seul ou concomiter avec l'entorse, c'est-à-dire avec la déchirure des ligaments. Quant à leur distension, elle est indispenable; sans elle, il n'y aurait pas de luxation.

La luxation est donc avec ou sans déchirure des ligaments. Dans le premier cas, l'affection est plus grave; dans tous les deux le traitement est le même.

Les muscles qui s'insèrent aux extrémités osseuses ont encore une influence considérable, par leur contraction spasmodique ou volontaire, sur la production de la luxation; et, souvent ils font obstacle à la réduction.

Ceci compris, on prévoit des déplacements divers. Tantôt la tête de l'os sortant de sa cavité se portera en haut, tantôt en bas, ou à droite ou à gauche. Pour certaines articulations, tous ces déplacements ne seront pas possibles; mais pour chacune, il y en aura au moins un.

La première condition de traitement est de savoir dans quel sens la luxation s'est produite; sans cette donnée, on se livrerait à des manœuvres imprudentes et préjudiciables au malade. Les moyens d'éclaircir le doute sont simples, surtout si l'accident vient d'arriver, et si les tissus environnants n'ont pas eu le temps de se

gonfler. Il suffit, pour cela d'examiner attentivement et de comparer entre eux le membre sain
et celui qu'on suppose malade. Souvent cette
seule inspection montre clairement si la tète de
l'os s'est portée en haut, en bas, ou latéralement,
par la saillie qu'elle fait sous les téguments. Ce
moyen ne suffisant pas, on recourt à l'examen
de la position qu'affecte le membre luxé. Si la
luxation a lieu en bas, le membre est dirigé en
haut, et réciproquement. Une de ces indications
ou toutes deux réunies résoudront presque
toujours cette question aux yeux d'un homme
intelligent.

Par cet aperçu, le traitement devient évident :
il faut ramener les os de l'articulation malade,
dans leur situation naturelle.

Avant tout, que semble-t-il de plus clair que
de tirer le membre dans le sens de son déplacement, assez pour amener la tète de l'os à la hauteur du rebord osseux et cartilagineux qui entoure les grandes cavités articulaires, et de l'y
faire rentrer?

Hé bien! ce qui paraît si simple, est admis
en bonne théorie ; seulement l'art a pris soin de
dicter des préceptes que nous nous garderons
bien d'omettre, vu leur utilité. Ils concernent
les procédés opératoires.

La réduction s'obtient par l'*extension*, la *contre-
extension* et la *coaptation*.

1° L'*extension* est une traction qu'on opère sur la partie inférieure du membre luxé. On la fait à une certaine distance de la luxation. On se sert des mains dans les cas ordinaires. Quand cette force ne suffit pas, on embrasse le membre avec des lacs de serviette, et plusieurs aides font l'extension sans secousse, en augmentant peu à peu leurs efforts. Dans les luxations anciennes, ce moyen n'est pas toujours suivi de réussite ; il est préférable d'établir une extension permanente pendant quatre, cinq, six, même huit jours. L'intelligence de celui qui donne les soins au malade fait varier les appareils selon les circonstances.

2° La *contre-extension* est la force qu'on oppose à l'extension pour lui donner de la valeur. Elle consiste à retenir la partie du membre, supérieure à la luxation, ou même le corps tout entier pour l'empêcher de céder aux tractions qu'on opère sur l'autre extrémité.

3° La *coaptation* est ce temps de l'opération qui tend à faciliter la rentrée de l'os dans sa cavité naturelle. Celui qui s'en charge est habituellement le plus habile. Il embrasse avec ses mains l'articulation malade, commande aux aides qui font l'extension et la contre-extension, leur dit de doubler leurs efforts ou de les diminuer selon le besoin, de baisser ou d'élever le membre, de le porter en dedans ou en dehors ; et enfin, quand la traction a été poussée au point convenable, il opère la réduction.

Règles générales. — Il faut donc pour réduire une luxation quelconque, reconnaître d'abord dans quel sens elle s'est effectuée, puis disposer ses aides pour faire l'extension et la contre-extension ; employer des moyens mécaniques si la force des hommes n'était pas suffisante, et se placer en dehors du membre luxé ; ensuite, diriger l'extension dans le sens de la luxation, et, quand la tête de l'os est revenue par ce moyen au niveau de sa cavité naturelle, l'y faire rentrer brusquement, et ordonner la cessation immédiate de tout effort.

Le traitement accessoire des luxations consiste à faire une saignée du bras si le malade est robuste, et une ou plusieurs applications de sangsues autour de l'articulation s'il s'y est manifesté du gonflement. On emploie les fomentations résolutives d'eau blanche ou simplement d'eau froide sur le membre, comme traitement ultérieur, et l'on prescrit le repos au malade. On met le membre dans la position la plus naturelle, on l'entoure d'un appareil contentif, et on proscrit tout mouvement qui pourrait rappeler la luxation.

Luxation de la mâchoire inférieure. — Cette

luxation demandant un procédé particulier pour son traitement, nous en parlerons exceptionnellement ici, renvoyant pour les autres au traitement général, laissant à la sagacité de l'opérateur, le soin de le modifier.

Moyen de réduction de la luxation de la mâchoire inférieure. — Le malade étant assis sur une chaise, la tête fixée contre la poitrine d'un aide, l'opérateur garnit ses pouces de linge et les place le plus en arrière possible sur les dernières grosses molaires, pendant qu'il embrasse la mâchoire avec les quatre derniers doigts fléchis sous le menton ; il abaisse l'os en pressant avec les pouces sur les grosses molaires, le porte en arrière pour dégager les condyles, et relève le menton avec les derniers doigts. Il fait glisser aussitôt les pouces entre les arcades dentaires et les joues pour éviter d'être mordu, par suite de l'action brusque et violente avec laquelle les élévateurs de la mâchoire font rentrer les condyles dans les cavités.

On applique, pour maintenir cette luxation réduite, un bandage qui passe sous le menton et maintient l'articulation maxillaire pressée ; et on nourrit le malade, pendant plusieurs jours, avec des aliments liquides.

Fractures.

Les fractures sont les cassures des os. Quand elles atteignent un membre , ce membre est plus court que le membre sain : différence essentielle des fractures , et des luxations qui au contraire donnent un allongement. La direction change aussi dans l'une et dans l'autre de ces affections. Ordinairement au moment de l'accident, l'os craque et le malade l'entend. En remuant le membre, il se fait un craquement ou crépitation ; si l'on promène lentement et avec précaution le doigt sur l'os, on sent une dépression au point fracturé. Tous ces signes ou quelques uns même suffisent pour rendre une fracture évidente.

On ne saurait employer trop de ménagements en transportant le malade sur son lit. Le trajet se fera sur brancard , et pendant ce temps une personne soutiendra le membre. Au lieu de déshabiller le malade , si ses vêtements sont trop justes , on les coupera avec des ciseaux ; car les moindres mouvements dans ces occasions, causent de grandes douleurs et peuvent aggraver l'accident.

Les os longs sont plus souvent fracturés que les os courts. Les membres sont donc le plus exposés. Qu'on n'oublie pas que l'avant-bras et la jambe sont formés de deux os, et que le bras et la cuisse n'en ont qu'un.

Les fractures sont complètes ou incomplètes ; complètes quand les deux fragments de l'os se sont abandonnés, et incomplètes quand ils se touchent encore par quelques points de leur circonférence.

Elles sont *simples* ou *compliquées*. *Simples*, si aucun autre accident ne les accompagne ; *compliquées*, dans le cas contraire, c'est-à-dire lorsqu'il y a lésion des parties molles, déchirure, contusion, ou lorsque l'os a été broyé au lieu d'être fracturé nettement. Dans ce cas, la fracture prend particulièrement le nom de *comminutive*.

Les os sont fracturés en divers sens ; tantôt en long, ou en travers, ou obliquement. Le traitement ne variant pas, nous ne nous appesantirons pas sur ces formes.

Les fractures sont dites *primitives* ou *consécutives* ; *primitives*, selon qu'elles reconnaissent pour cause unique un accident, comme une chute ou un coup ; *consécutives*, quand elles sont dues à une désorganisation des os provenant d'une maladie interne.

Plus les os fracturés sont superficiels, moins l'affection est grave : ainsi la fracture de la clavicule, de la mâchoire inférieure et du tibia présentent moins de danger que celle des côtes, du fémur et des os du bassin.

Le traitement des fractures consiste, en général, à réduire les pièces osseuses, à les maintenir réduites, et à prévenir ou à combattre les complications.

Pour opérer la réduction, on fait l'*extension*, *la contre-extension* et *la coaptation*, comme je l'ai indiqué au chapitre des luxations, où le déplacement est dans la contiguïté, tandis qu'ici il est dans la continuité.

On obtient la contention des fractures par la position du membre, le repos et un appareil approprié.

Pour décrire les appareils destinés à la contention des fractures, nous allons passer en revue les diverses fractures qu'on rencontre le plus souvent à bord des navires.

Fracture de la mâchoire inférieure. — On la traite en maintenant les fragments en contact autant que possible. Pour cela, on lie les dents contiguës avec un fil de soie, et on tient la mâchoire inférieure immobile sur la supérieure, par un bandage approprié; on se sert habituellement de la *mentonnière* ou *fronde.* Comme la description des bandages nous entraînerait trop loin, nous laissons à la sagacité des capitaines de les improviser, leur indiquant toutefois l'emploi qu'ils doivent en faire. On ordonne le silence au malade, et on le nourrit avec des aliments liquides à l'aide d'un biberon introduit entre les mâchoires et les joues sans desserrer les dents.

La *fracture des côtes* réclame simplement un bandage de corps maintenu par des bretelles et des sous-cuisses.

Fracture de la clavicule. — (Os transversal du haut de la poitrine, articulé d'une part avec le sternum, et de l'autre avec l'omoplate.)

Pour cette affection on fait coucher le malade, et on le tient au lit le plus long-temps possible. L'appareil consiste à placer sous l'aisselle du côté malade un coussin conique plus épais en haut qu'en bas, rembourré d'étoupe, de balle d'avoine ou de charpie, assujetti par deux cordons qui, des angles supérieurs vont se nouer sur l'épaule opposée, en passant devant et derrière. On rapproche le bras du corps à l'aide d'une bande de 7 à 9 mètres, dont quelques tours embrassent horizontalement le coude et le corps, de manière à écarter l'épaule et à favoriser la coaptation des fragments de la clavicule, tandis que le reste de la bande est employé à faire des tours obliques qui passent sous le coude, et sur l'épaule opposée. On soutient l'avant-bras avec une compresse fixée aux tours de bandes. On assujettit l'appareil avec un nombre suffisant d'épingles;

on recouvre le tout avec une pièce de linge qui embrasse le tronc depuis le cou jusqu'au-dessous du coude. (*Voyez* Bandes dextrinées.)

Toutes les fois que l'appareil se dérange ou se relâche, on le réapplique. Pourtant il est prudent d'éviter les pansements répétés, et ce conseil concerne toutes les fractures.

Les fractures de l'humérus, du col de l'humérus, de l'avant-bras, du radius ou du cubitus, de la cuisse, du col du fémur, de la jambe, du tibia ou du péroné, étant clairement et simplement exposées dans la médecine navale de Forget, nous ne croyons pas pouvoir mieux faire, dans l'intérêt de nos lecteurs, que d'emprunter ces pages à ce savant professeur.

Les *fractures de l'humérus* sont assez fréquentes, mais elles sont faciles à traiter. Pour les réduire, un aide embrasse la poitrine, tandis qu'un autre tire sur l'avant-bras directement, ou mieux, en le tenant demi-fléchi; puis on applique un bandage roulé depuis les doigts jusqu'à l'aisselle pour prévenir l'engorgement; on place trois attelles de la longueur de l'humérus, en avant, en arrière et en dehors, et on les assujettit au moyen d'une bande. Le bras repose sur un oreiller, demi-fléchi et légèrement écarté du corps; après quelques jours, le malade peut se lever en tenant le bras rapproché du corps, l'avant-bras soutenu par une écharpe. Celle-ci se fait avec un mouchoir en triangle dont le plein soutient l'avant-bras, et dont les extrémités remontant devant la poitrine sont nouées derrière le cou; on l'assujettit avec des épingles, de sorte qu'elle embrasse le coude et la main. Quand la fracture est *comminutive*, on applique le bandage de *Scultet*. Ce bandage est formé de bandes de linge pouvant embrasser chacune une fois et demie la partie sur laquelle on doit les appliquer, et placées les unes sur les autres, de manière à se recouvrir successivement d'environ un tiers de leur largeur. On s'en sert pour les fractures compliquées qui nécessitent des pansements fréquents.

Pour les fractures du col de l'humérus, l'appareil est le même, sauf un coussin comme pour la fracture de la clavicule, (*Voyez* Fracture de la clavicule) coussin sur lequel on fixe le membre autour du corps avec une longue bande et une écharpe.

Fracture de l'avant-bras. — Pour cette fracture, on fait la coaptation en tirant sur l'humérus et sur la main; on place des compresses longuettes et graduées (en pyramide) sur les faces postérieure et antérieure; sur ces compresses on applique deux attelles qu'on maintient avec une bande roulée qui embrasse en même temps la main et l'avant-bras pour prévenir l'œdème. On placé l'avant-bras en pronation (c'est à-dire la paume de la main en l'air), ou on le soutient avec une écharpe.

Dans la fracture isolée du radius ou du cubitus, on maintiendra le poignet incliné du côté opposé à l'os fracturé, pour prévenir le chevauchement des fragments et leur rapprochement de l'os sain; du reste, l'appareil est le même que pour la fracture complète.

Fractures de la cuisse. — Ce sont les plus graves de toutes : la *contre-extension* se fait en fixant le bassin, l'extension en embrassant le pied d'une main par le talon, de l'autre par le coude-pied; la coaptation opérée, on place le membre sur l'appareil préparé d'avance. Cet appareil se compose de cinq liens, d'un drap égal à la longueur du membre, qui se place depuis l'os de la hanche jusqu'au pied; on raccourcit le bord interne du drap en repliant l'angle supérieur interne; on dispose sur ce drap les bandelettes, puis les compresses qui doivent envelopper la fracture. Les compresses et les bandelettes appliquées comme nous l'avons dit plus haut en parlant du bandage de Scultet, on roule dans le drap deux attelles latérales qui s'étendent, l'une de la hanche, l'autre de la partie supérieure et interne de la cuisse jusqu'au-delà du pied; on laisse un intervalle pour les remplissages; un sachet et une troisième attelle sont placés au-devant du membre; on serre les liens; enfin on place l'étrier pour maintenir le pied.

Les fractures du col du fémur sont souvent difficiles à reconnaître; nous nous bornerons à rappeler qu'ordinairement ce membre est raccourci, le genou et le pied déjetés en dehors, la jambe légèrement fléchie sur la cuisse. Quant au traitement, l'extension permanente est de rigueur.

Fracture de la jambe.—C'est peut-être la plus fréquente de toutes; elle est moins grave que celle de la cuisse, plus facile à reconnaître et à traiter sans difformité. L'appareil se compose d'un oreiller recouvert d'un drap de trois lés et d'une pièce de toile servant de drap de la hauteur de la jambe, de l'appareil à bandelettes de Scultet, de plusieurs compresses pour envelopper la fracture, de trois coussins de remplissage et de deux attelles assez longues pour dépasser un peu le pied et le genou. C'est à cette fracture surtout que se rapporte ce que nous avons dit dans les généralités.

La fracture isolée du *tibia* comporte le même appareil.

La fracture isolée du *péroné* est intéressante à étudier dans son mécanisme, surtout lorsqu'elle est indirecte, et résulte de la torsion du pied

en dedans ou en dehors. La malléole externe ou
cheville externe, ayant subi un mouvement de
bascule, le pied tend à se renverser en dehors;
c'est sur ce phénomène qu'est basée l'indication
principale. L'appareil se compose d'un coussin
de remplissage, de la longueur de la jambe,
d'une attelle large de deux pouces et longue de
deux pieds, et de deux bandes longues de 6 à 7
mètres. On place le coussin à la partie interne de
la jambe, la partie la plus épaisse correspondant
à la cheville sans la dépasser; on place par-dessus,
l'attelle qui dépasse la plante du pied de 10 à 12
centimètres; une bande assujettit la partie supérieure de l'appareil autour de la jambe, puis avec
l'autre bande on rapproche le pied de l'attelle au
moyen d'un bandage en 8 de chiffre, dont les
anneaux embrassent le talon et le coude-pied,
et en même temps le bout de l'attelle, de sorte
que la plante du pied soit légèrement tournée en
dedans et son bord externe en bas; puis on fait
reposer la jambe sur un oreiller, couchée sur le
côté externe et en demi-flexion.

Toutes les fractures du péroné ne sont pas accompagnées de déviation du pied; cela n'arrive
nécessairement et primitivement que dans la
fracture ou l'écartement de la cheville externe.

En terminant, Forget rappelle aux chirurgiens
de marine, pour lesquels il a écrit son beau livre,

que les fractures, lésions si difficiles d'ordinaire
à guérir, réclament tous leurs soins; que dirons-
nous donc, nous qui nous adressons à des hom·
mes étrangers à l'art médical?

Hernies.

On nomme hernies, des tumeurs produites
par le déplacement d'organes intérieurs à travers
les ouvertures naturelles, ou artificiellement faites
par des lésions.

Nous parlerons ici seulement des hernies naturelles dites *inguinales.*

Dans l'aine se trouve un canal nommé *inguinal*, long d'environ 4 centimètres, que traverse
obliquement en bas, en dedans et en avant, la
partie inférieure de la paroi antérieure de l'abdomen, et par lequel passe le cordon testiculaire
chez l'homme.

Les hernies inguinales sont d'ordinaire des
anses d'intestin engagées dans ce conduit, sous
l'influence d'efforts plus ou moins grands. selon
la prédisposition des individus, et qui viennent
faire saillie sous la peau, dans l'aine, avec l'apparence de tumeurs molles, s'affaissant sous la
pression du doigt, et n'ayant aucun des caractères
de l'inflammation.

Causes. —Grands efforts, comme nous l'avons
déjà dit.

Symptômes. — Il faut se donner de garde de confondre une hernie avec une tumeur de l'aine, d'autre nature, un bubon, par exemple. Les causes si appréciables dans le cas de hernies empêcheront toujours, à bord, de commettre de pareilles méprises. On est trop au courant de ce qui arrive pour pouvoir s'y tromper.

Quand donc la présence de la hernie aura été dûment constatée, on la réduira. Pour cette opération, le malade se couche, un aide lui maintient les jambes et les cuisses fléchies; et les genoux élevés; puis on circonscrit la tumeur en entier avec la paume de la main. C'est alors en pressant et en agitant les doigts, en dirigeant la partie herniée dans le sens du canal inguinal, c'est-à-dire de bas en haut, et de dedans en dehors, qu'on réduit. Cette pratique suffit généralement pour réduire une hernie simple. La fin de l'opération est annoncée par une sorte de gargouillement. Cela fait, on pose au malade un bandage herniaire, et, si l'on en manque, on en fabrique un qui comprime l'anneau inguinal de façon à prévenir la reproduction de la hernie.

Si ce traitement, nommé *taxis*, était sans résultat, on prendrait les plus grandes précautions pour empêcher la hernie de s'étrangler. — Il y a étranglement quand l'anneau se resserrant autour du col de la tumeur la rend désormais irréductible.

Si ce cas malheureux se présentait, le malade restera scrupuleusement couché dans la position indiquée pour l'opération, et on couvrira la partie d'applications émollientes et antiphlogistiques, telles que sangsues, cataplasmes, fomentations. De temps en temps on renouvellera les tentatives de réduction, en opérant le *taxis* comme nous l'avons décrit plus haut. Une demi-journée, une journée entière même parfois employée à cette manœuvre, a sauvé la vie à des malades, ou du moins les a garantis d'une opération très dangereuse, en faisant rentrer des hernies volumineuses qu'on s'apprêtait à opérer comme irréductibles.

Surtout, qu'après le taxis qui aura produit de si heureux résultats, le malade s'astreigne à porter toute sa vie, nuit et jour, un bandage compressif approprié.

Rhumatismes.

Les rhumatismes sont des douleurs internes tantôt musculaires, tantôt articulaires.

Causes. — Le froid humide, l'influence des vents d'ouest et de sud. Les rhumatismes deviennent quelquefois même alors épidémiques. Les marins en sont surtout atteints, rentrés dans leurs foyers.

Symptômes. — Douleurs dans le membre pris

de rhumatisme; impossibilité de le remuer quand il est aigu; et il survient alors souvent de la fièvre. Le sang qu'on tire de la veine du bras se couvre d'une couenne comme dans la pleurésie.

Si le rhumatisme siége dans une articulation, les parties fibreuses qu'il atteint, se gonflent et rendent le membre malade plus gros que l'autre.

Les récidives sont fréquentes.

Quand la synovie, cette matière blanche et visqueuse répandue dans toutes les articulations très mobiles pour faciliter les mouvements, augmente, elle entraîne souvent des désordres dans les tissus environnants, et le rhumatisme prend le nom de *tumeur blanche*.

Traitement. — Aux rhumatismes légers on oppose le repos, la diète, les applications émollientes (cataplasmes, fomentations), les sangsues et enfin les vésicatoires volants. Au début du rhumatisme, s'il était intense, on ferait une saignée du bras. Les boissons doivent être acidules et rafraîchissantes.

Quand le rhumatisme devient chronique, on emploie les vésicants, les vésicatoires volants souvent répétés, les frictions alcooliques camphrées (*voyez* liniments), et les boissons sudorifiques. Les soins hygiéniques consistent à ne pas exposer le membre souffrant au grand air, et à le couvrir de flanelle.

Sciatique.

On donne le nom de sciatique à une douleur très vive qui suit le trajet du nerf de ce nom, c'est-à-dire qui part de la partie externe et postérieure de la cuisse, se prolonge de la fesse à la cuisse, et descend quelquefois jusqu'à la plante du pied, en suivant le bord externe de la jambe.

Symptômes. — Les souffrances dans cette partie suivent le trajet indiqué. Il n'y a, du reste, ni gonflement ni rougeur. Les mouvements sont difficiles et douloureux.

Causes. — Celles de toutes les affections nerveuses. — Rarement elles sont bien connues, obscures souvent, ou dues à un refroidissement. Certaines organisations y sont particulièrement disposées.

Traitement. — Broussais manquait difficilement d'enlever une sciatique par les sangsues, qu'il mettait, au nombre de 50, 60, 80 même, en une seule fois, et qu'il répétait au besoin. Des ventouses y suppléent dans les cas obligés. On recourt ensuite aux cataplasmes laudanisés et aux onctions narcotiques à haute dose, et dans deux ou trois jours le mal a disparu.

S'il persistait, on emploierait les ventouses sèches et scarifiées, les vésicatoires volants et les boissons diaphorétiques.

Orchite.

On nomme orchite le gonflement douloureux d'un ou des deux testicules.

Causes. — Coups, pression forte, violences extérieures.

Symptômes. — Rougeur, douleur, chaleur, tous les phénomènes, en un mot, de l'inflammation. Souvent à ces symptômes se joint de la fièvre.

Traitement. — Au début une saignée de 450 à 6co grammes, selon la force du sujet; sangsues répétées au nombre de 15 à 30 sur le testicule malade jusqu'à la cessation de la douleur et de l'inflammation; diète, repos obligé, cataplasmes émollients et laudanisés, demi-bains simples, et lavements émollients; en un mot, traitement énergique. Debout, le malade portera un suspensoir pour que le poids des testicules n'irrite pas le cordon spermatique; couché, il tiendra les testicules relevés sur le ventre. Quand, après la période d'acuité, il reste encore du gonflement, on retire de bons avantages des emplâtres de Vigo entourant complétement la partie malade, et laissés en place plusieurs jours.

Si l'orchite est vénérienne et succède à la suppression d'une chaude-pisse, il ne faudra pas la rappeler, comme certains praticiens l'ont autrefois recommandé, et comme on le pratique encore quelquefois. On laissera de côté la chaude-pisse, et l'on traitera énergiquement l'orchite comme nous l'avons indiqué plus haut. Après sa guérison, on s'occupera de la chaude-pisse. (Voy. ce mot.) Les frictions d'onguent mercuriel sont encore d'un bon secours, faites sur la peau des testicules.

Rougeole.

La rougeole est caractérisée par la fièvre et des taches rouges sur tout le corps avec élévation de la peau. Il se mêle à ces symptômes ordinairement de la toux, du larmoiement et un coryza. La rougeole est fréquente chez les enfants, et rare chez les adultes. Elle est réputée contagieuse.

Elle paraît assez souvent vers la fin de l'hiver. Simple, elle n'a rien d'effrayant; mais malheureusement elle se complique fréquemment d'une affection viscérale; elle réclame alors les plus grands soins. Il faut, dans ce cas, reconnaître la maladie concomitante et la traiter, sans toutefois contre-indiquer les remèdes appliqués à la rougeole.

Pour la rougeole, le malade sera tenu constamment au chaud. On l'isole du reste de l'équipage, et on emploie le traitement antiphlogistique, la saignée du bras au début, la diète, le repos, les cataplasmes, les fomentations et les boissons émollientes.

Scarlatine.

La scarlatine est plus grave que la rougeole. Elle consiste en larges taches qui donnent à la peau une couleur de jus de framboise; elle survient pendant les pluies d'automne, et s'accompagne toujours de fièvre et de mal de gorge (angine). Les complications viscérales et l'angine réclament les plus grands soins.

Le traitement antiphlogistique doit être observé dans toute sa rigueur comme pour l'affection précédente; sangsues : ventouses scarifiées sur les parties enflammées intérieurement; cataplasmes simples ou sinapisés, et vésicatoires aux membres inférieurs.

On conseille comme préservatifs l'isolement et une potion de 6 à 15 gouttes de teinture de belladone dans une potion gommeuse ordinaire qu'on prendra tous les jours pendant l'épidémie de scarlatine.

Érysipèle.

L'érysipèle est l'inflammation des téguments (de la peau et du tissu cellulaire sous-jacent), susceptible de gagner de proche en proche.

Causes. — Divers pays et les saisons chaudes;

les tempéraments bilieux et toutes les constitutions pléthoriques (riches) ; l'usage habituel d'aliments âcres et de mauvaise nature, et de liqueurs alcooliques ; les vêtements de laine sur la peau quand on n'a pas le soin de les entretenir propres, l'exposition à un air froid et humide.

Symptômes. — L'érysipèle règne parfois épidémiquement. Les parties affectées offrent de la rougeur qui disparaît à la pression. La tuméfaction est obscure, inégale, circonscrite, occasionne une douleur vive et de la chaleur. L'érysipèle se termine assez souvent par desquammation (c'est-à-dire que la peau s'enlève par écailles). Il est borné à la peau ou s'étend profondément dans le tissu cellulaire, ou bien encore se prolonge aux membranes muqueuses à leur origine. Il y a quelquefois des démangeaisons à la partie malade, et du gonflement aux glandes lymphatiques voisines.

La durée de l'érysipèle est variable ; elle est de trois à quinze jours. Quand l'inflammation tourne à la suppuration, c'est une circonstance fâcheuse. L'érysipèle survient parfois à la suite des fièvres *inflammatoires, bilieuses, adynamiques.* Quand il gagne la tête, le cas devient grave ; s'il atteint la verge, il y détermine souvent la gangrène. Ses formes varient. Il se montre sous l'apparence de boutons, de phlyctènes, d'ulcérations, ou d'une tuméfaction simple.

Traitement. — Si l'érysipèle doit se terminer par suppuration, on la favorise par les topiques émollients ; sinon, on le poursuit avec des frictions de 4 grammes d'onguent mercuriel, et on donne à boire la limonade minérale. Il faut bien observer les symptômes, pour savoir à quelle affection correspond l'érysipèle, et la combattre activement. Si elle est inflammatoire, on emploie les saignées, les sangsues, les boissons émollientes, la diète ; si elle est bilieuse, ce qu'on reconnaît à la teinture jaunâtre du malade, on lui administre les évacuants, un léger purgatif et des boissons acidules. .

Si l'érysipèle siége à la tête, on donne des boissons laxatives, un lavement purgatif et les pédiluves sinapisés.

Si l'érysipèle se manifeste autour d'une plaie, on fait prendre promptement un vomitif au malade.

L'érysipèle avec phlyctènes (ou vésicules bleuâtres) demande qu'on les perce sans enlever l'épiderme.

Variole. (Petite vérole.)

La variole est caractérisée par une éruption générale de pustules déprimées au centre, remplies d'un liquide d'abord transparent, puis trouble et purulent, qui se dessechent dans l'espace de quatorze à quinze jours, et laissent un enfoncement dans l'endroit qu'elles ont occupé.

Causes. — Les hommes de tous les âges et de tous les tempéraments, et surtout ceux qui n'ont pas été vaccinés, y sont exposés. Pour la gagner, il a fallu un rapport médiat ou immédiat avec des personnes ou des choses infectées par le virus variolique.

Symptômes. — Quand les pustules sont éloignées les unes des autres, la variole est dite *discrète ;* si elles sont accumulées par plaques, elle est *confluente.*

La variole discrète commence le troisième ou quatrième jour des premiers symptômes, et en vingt-quatre heures elle est complète. Les phénomènes de fièvre qui ont précédé l'éruption de la variole discrète cessent ordinairement quand elle est achevée, c'est-à-dire le cinquième ou le sixième jour ; ils reparaissent du huitième au dixième quand les pustules blanchissent, et cessent du douzième au quatorzième.

La fièvre délirante est fréquemment un des symptômes de la variole confluente. L'éruption a lieu dès le troisième jour ; souvent une seule pustule couvre la face tout entière d'une croûte verdâtre. Du onzième au quatorzième jour au plus tard, dans les cas les plus fâcheux, le mouvement fébrile acquiert sa plus grande intensité.

La dessiccation n'est jamais complète avant le vingtième ou le vingt-cinquième jour.

La mort emporte le huitième ou le dixième des individus affectés, et le tiers de ceux chez qui elle est confluente; elle a lieu du onzième au dix-septième jour.

Quand elle se termine par la guérison, elle laisse des traces cruelles, comme l'ulcération des paupières, ou des taies sur les yeux, etc.

Le *traitement* doit être antiphlogistique et énergique au début, chez les sujets jeunes et pléthoriques. Diète sévère, saignée, sangsues sur les organes enflammés, lavements laxatifs, émollients, soins de propreté pour les parties malades, gargarismes émollients pour le mal de gorge ; collyres émollients, si les yeux sont atteints de pustules varioliques, compresses vinaigrées sur le front s'il y a mal de tête. On a conseillé pour éviter les marques consécutives de la varicle de piquer, dès l'invasion, chaque pustule de la face avec une aiguille très fine, et de les cautériser avec la pierre infernale. On a encore conseillé d'appliquer sur la face, en laissant toutefois des ouvertures pour les yeux, le nez et la bouche, un masque d'emplâtre de *Vigo cum mercurio.* Ce procédé est simple, et a produit sous mes yeux d'excellents résultats. S'il est besoin d'un léger purgatif, on donnera la préférence à la crème de tartre soluble, 3o grammes dans un litre d'eau d'orge ou de gomme.

La *varioloïde* est un diminutif de la variole. Elle atteint les personnes vaccinées, et demande les mêmes soins, malgré son degré moindre d'intensité. Il faut la surveiller attentivement.

Urticaire. (Bourbouilles.)

Cette affection se montre sous la forme de plaques proéminentes, irrégulières, plus rouges ou plus blanches que le reste de la peau, avec démangeaisons vives. Ces taches ressemblent aux éruptions causées par les piqûres d'orties. Cette maladie n'est pas grave.

Causes. — Le travail accompagné de sueurs abondantes dans les endroits où l'air ne circule pas, un contact irritant avec la peau. La fièvre ortiée est surtout occasionnée par des aliments de mauvaise nature.

Traitement. — Quand il y a des démangeaisons on fait des lotions d'eau blanche; on donne des boissons acidules, des bains tièdes; il faut éviter les bains froids. Si l'urticaire a suivi une ingestion de substances vénéneuses, on fera vomir, soit en titillant la luette avec une barbe de plume, soit en donnant une potion d'émétique, puis on fera boire de l'eau d'orge avec 4 grammes d'acide sulfurique par litre, ou de 30 à 40 gouttes d'éther sur un morceau de sucre ou dans une potion simple.

MALADIES VÉNÉRIENNES.

La syphilis (*vérole*, *mal napolitain*, *mal français*) est antérieure à la découverte du Nouveau-Monde. Des passages de certains auteurs et des faits consignés dans l'histoire de différents peuples peuvent en convaincre. Au xvᵉ siècle elle se communiquait par le simple contact de la peau, et se manifestait par des pustules, des excroissances, des ulcères rongeurs qui atteignaient toutes les parties du corps; le mal marchait avec tant de promptitude que parfois le patient succombait dans l'espace de sept à huit jours. Elle a beaucoup perdu de sa malignité, mais elle sévit encore avec la même violence lorsqu'elle arrive dans un pays vierge; elle est toutefois moins grave dans les contrées méridionales.

Une question encore aujourd'hui en litige a beaucoup occupé les esprits. La syphilis dépend-elle d'un *virus* qui infecterait la constitution entière, ou n'est-elle qu'une affection locale? Nous sommes obligé, bien que cela ne paraisse pas tout d'abord de notre ressort, d'examiner cette question, non pas scientifiquement, mais de donner au moins notre opinion personnelle afin de baser un traitement.

Certains cas prouvent manifestement qu'il y a infection générale, et par conséquent exigent un traitement général. Mais très souvent aussi la maladie est purement locale; un traitement local suffit, et l'expérience, quoi qu'on dise, le démontre.

Le mercure est reconnu par tout le monde pour le spécifique de la syphilis, tout aussi bien que le sulfate de quinine pour celui des fièvres intermittentes; mais comme l'administration de cette substance demande les plus grandes précautions, et que très souvent, même dans les mains des plus habiles, elle produit des accidents au moins aussi terribles que la vérole, on doit en éloigner l'usage autant que faire se peut.

Néanmoins, quand la syphilis sera enracinée, *constitutionnelle*, on y recourra forcément, à moins qu'on ne navigue par une saison rigoureuse ou dans les contrées polaires.

Les caractères de la syphilis sont de deux espèces : les uns sont *primitifs*, et paraissent fort peu de temps après l'acte ; ils se développent sur les parties mises en contact avec les organes infectés; les autres sont *consécutifs ;* ils se montrent rarement aux parties primitivement malades, et dénotent toujours une affection générale.

Examinons les différentes formes de la syphilis.

Chaude-pisse. (Urétrite, gonorrhée, blennorrhagie.)

C'est l'inflammation et l'écoulement catarrhal de la membrane muqueuse qui tapisse le canal de l'urètre. Ceux dont le gland est constamment recouvert par le prépuce ont une disposition plus grande à la contracter que ceux dont le gland est à nu.

Elle paraît parfois quelques heures après le coït; mais c'est le plus souvent après trois, quatre, cinq, dix et même vingt jours d'incubation.

On sent tout d'abord un chatouillement à l'extrémité du gland, qui se change bientôt en cuisson accompagnée de douleur et de chaleur; puis, un matin, en se levant, on aperçoit une petite croûte à l'orifice du canal de l'urètre, et dessous, on trouve accumulée une matière blanche, laiteuse, qui s'épaissit de jour en jour et devient verdâtre. Les souffrances augmentent surtout quand on veut uriner et lorsqu'on entre en érection.

Forget préconise un moyen que nous indiquons et conseillons fortement, en ayant nous-même retiré de bons effets ; il consiste, pour couper promptement la chaude-pisse, à placer le malade dans un bain tiède où il se fait des injections avec l'eau du bain, et continuées pendant deux ou trois heures. Au troisième ou quatrième bain, l'écoulement a disparu.

Dans le traitement généralement usité, il ne faut pas, comme certains font, boire en grande quantité du punch, du vin chaud ou de l'eau-de-vie, car on joue gros jeu; parfois on porte une inflammation excessive dans les organes de la digestion, tout en supprimant l'écoulement; au contraire, on s'abstiendra de vins, de liqueurs et de viande salée ou épicée; on fait de la tisane de graine de lin, on en boit copieusement, et on observe le repos. Il faut suivre ce régime jusqu'à ce que les douleurs et conséquemment l'inflammation soient dissipées; alors on *coupe* la chaude-pisse. Pour cela on emploie le copahu, soit en pilules, soit en potion ; en potion, matin et soir à la dose de 4 à 8 grammes délayés dans un mucilage. Nous préférons les pilules de cubébine, indiquées à l'explication du coffre. (Voir *Pilules de cubébine.*)

La prudence exige qu'au début d'une chaude-pisse on suspende les testicules. Sans cette précaution, le moindre choc sur cette partie en détermine l'inflammation, ce qui constitue une complication fâcheuse. (Voy. *Orchite.*)

On abandonne généralement à elle-même une chaude-puisse. On considère cette maladie comme légère, c'est un tort grave; cette incurie entraîne souvent de déplorables suites. Mal traitée, après un temps parfois fort éloigné, elle laisse des traces de vérole constitutionnelle qui exigent alors des soins minutieux et rarement suffisants pour rendre la parfaite santé. Qu'on ne néglige donc d'aucune manière de guérir méthodiquement et le plus promptement possible les chaudes-pisses qu'on a en voyage. Si l'on part avec ce mal, d'une contrée froide ou même tempérée pour aller dans un pays chaud, qu'on ne se croie pas complétement guéri parce que l'influence de ce nouveau climat a diminué la douleur et l'écoulement, mais qu'on profite de cette température favorable pour se traiter.

Quand les douleurs occasionnées par l'érection, la nuit, sont trop fortes, que la chaude-pisse est *cordée*, et que le filet ne se prête pas à l'extension de la verge qui se courbe en bas, il y a souvent pissement de sang ; alors avant de se coucher, le soir, il faut prendre une émulsion camphrée et opiacée.

Chancres. (Ulcères vénériens.)

Les chancres, quand ils apparaissent primitivement, affectent les parties qui ont été en contact, dans le coït, comme le gland, les lèvres ou le prépuce.

Leur développement est parfois subit, quelquefois précédé d'inflammation. Leur forme est circulaire, les bords sont taillés à pic, arrondis et d'une couleur violacée. Leur sensibilité est extrême; il en découle un ichor abondant, d'une odeur fétide; ils s'étendent parfois en profondeur et produisent des ravages énormes.

Souvent des ulcères non syphilitiques ont cette apparence. Pour se convaincre de leur nature, on les panse avec l'onguent mercuriel; s'ils sont vénériens, ils prennent un bon aspect, et s'irritent dans le cas contraire.

Si l'on prend un chancre à temps, c'est-à-dire au moment où il n'y a qu'une légère érosion, on le cautérise aussitôt avec la pierre infernale. Mais il ne faudrait pas laisser passer plusieurs jours pour commencer ce traitement, car il n'avancerait à rien, et entraînerait au contraire des gonflements aux aines.

Cette affection, purement locale, veut être traitée tout simplement. On prend des bains de verge avec l'eau de mauve tiède. On ranime les chancres blafards en les pansant avec de la poudre très fine de charbon animal étendu sur un plumasseau de charpie fine. S'ils sont saignants, fortement irrités, on recourt aux topiques émollients et opiacés, aux plumasseaux enduits de cérat opiacé. Enfin quand il y a apparence de cicatrisation, pour la hâter, on emploie la pierre infernale, qui déprime les chairs. On cautérise légèrement, et après, on couvre l'ulcère avec de la charpie sèche.

Je donne ici le traitement local ; voyez plus loin le traitement général.

Bubons. (Poulains, adénites.)

Les bubons sont le résultat de l'inflammation des glandes, soit de l'aine, du col ou de l'aisselle. Ils se montrent souvent quelques jours après l'apparition des chancres ou d'une chaude-pisse, parfois sans aucune espèce de symptômes syphilitiques préexistants, cinq, six, sept, huit jours après le coït. Ils affectent l'aine plus particulièrement.

De la douleur se fait d'abord sentir, puis de la chaleur, de la tuméfaction, et enfin paraît un point au centre de la tumeur, qui annonce habituellement par sa mollesse une fluctuation due à la présence de la suppuration.

Il est important de constater la nature de cette tumeur de l'aine, et de préciser si elle reconnaît la syphilis pour cause ; car parfois on pourrait être induit en erreur, et prendre une hernie pour un bubon. (Voy. *Hernies.*)

On combat tout d'abord l'inflammation par des cataplasmes de farine de graine de lin. Quand la tête s'alourdit, que la bouche est mauvaise, que la langue se salit, on se met à une diète sévère et aux boissons acidulées, limonade végétale ou minérale. La fièvre, si elle se montre sous forme intermittente, sera combattue par le sulfate de quinine. (Voy. *Fièvre intermittente.*)

Quand, par les applications de sangsues et les cataplasmes émollients, on n'a pu empêcher le pus de naître et de s'amasser, il est sage, dès qu'on reconnaît sa présence de faire une petite ponction avec la pointe de la lancette à l'endroit où la peau est le plus amincie, pour en faciliter l'écoulement. Cette opération, pratiquée de bonne heure, prévient souvent de grands désordres que l'art n'est plus toujours maître d'arrêter.

Les bubons ne suivent pas une marche constante. Au lieu de s'enflammer et de suppurer, ils prennent parfois le caractère indolent, restent durs sans causer de douleurs ; ce n'est plus le cas de les combattre par les saignées et les émollients ; on y applique des résolutifs et des fondants, comme la pommade d'hydriodate de potasse en friction (4 grammes chaque fois), l'emplâtre de *Vigo cum mercurio*; puis on recourt au traitement général, s'il est besoin. (Voy. *Traitement général.*)

Quand un bubon a été ouvert et suppure, on le panse avec du cérat opiacé; si la plaie est très enflammée, avec la solution de nitrate d'argent (35 centigrammes sur 3o grammes d'eau), et la pierre infernale s'il passe de l'état inflammatoire à l'atonie. Une légère cautérisation des bords de la plaie avec la pierre hâte toujours la guérison, quand la chair est d'un gris blafard et paraît avoir perdu sa vitalité.

La compression exercée sur l'aine avec une lamelle de plomb, ou simplement avec une grande compresse pliée en pyramide et maintenue par une bande, donne de bons résultats quand la maladie se prolonge, et qu'il ne s'écoule plus du bubon qu'une sérosité roussâtre et sans consistance.

Excroissances vénériennes.

Les *poireaux*, les *choux-fleurs*, les *condylômes*, les *fics*, etc., sont des excroissances de chair vénériennes qui ne causent aucune douleur; mais comme elles sont gênantes, et peuvent le devenir encore davantage par l'augmentation de volume qu'elles acquièrent de jour en jour, il convient de s'en débarrasser au plus tôt. On les lie avec un fil de soie ciré qu'on serre tous les jours de plus en plus jusqu'à leur chute, ou bien on les excise avec des ciseaux, et après les avoir laissées saigner, on cautérise avec précaution, soit au moyen de la pierre infernale, ou du nitrate acide de mercure.

L'excision se pratique pour les excroissances

de peu d'étendue. Quand elles sont d'un certain volume, on les lie ou on les emporte avec le bistouri; mais, dans ce dernier cas, il est préférable de se mettre entre les mains d'un habile médecin dans la crainte de commettre quelque imprudence.

Fissures. — Il se forme souvent à la commissure des lèvres, des yeux, de l'anus, de petites fissures qui suppurent bientôt; souvent le malade ne s'en doute pas lui-même, tant elles sont peu douloureuses, et pourtant comme elles sont le signe d'une vérole constitutionnelle, elles réclament, indépendamment de soins particuliers, un traitement général.

Pustules. — Ce sont des éruptions qui se montrent aux mains, aux pieds, au front (*couronne de Vénus*). Elles exigent un traitement général.

Inflammation vénérienne des testicules. —(*Orchite vénérienne.*) Un coup sur les testicules pendant la durée d'une vérole sous quelque forme qu'elle se montre, *chancres*, *chaude-pisse*, en détermine l'inflammation. (Voy. *Orchite.*)

Les *taches vénériennes de la peau*, les *tumeurs osseuses*, les *douleurs d'os*, sont des affections longues à traiter, dont nous ne parlerons pas ici, et qui demandent toujours un traitement général.

Traitement général de la vérole. — On n'emploiera ce traitement de la vérole, si dangereux dans des mains inhabiles, et parfois d'un si grand secours, sagement administré, que dans les cas les plus urgents. On n'y songera pas quand on sera près d'arriver dans un port. Il sera préférable alors d'attendre pour se confier à un homme de l'art.

Ce traitement consiste, principalement sur mer, en frictions d'onguent mercuriel à la dose de 4 grammes qu'on fera alternativement à la partie interne des cuisses et des mollets, même des bras et des avant-bras. La quantité nécessaire pour un traitement est de 15 décagrammes à 28 décagrammes; mais on le suspend dès que la salivation se manifeste; et alors disparaissent l'érosion des gencives, et tous les phénomènes de la salivation.

Pendant ce temps-là, on garde de quinze jours à trois semaines le même caleçon de toile, et on se savonne bien le corps avant chaque friction. Il est encore important de retrancher le vin du malade, de le dispenser des corvées qui l'exposent au froid et à l'humidité, et de lui donner du pain frais et des vivres frais, les salaisons ne pouvant lui convenir.

On prescrit de plus la liqueur de Van-Swiéten, dont on prend une cuillerée matin et soir dans un demi-verre de solution gommeuse ou de tout autre véhicule émollient. Chaque cuillerée contient 15 milligrammes de sublimé environ; la quantité totale nécessaire au traitement est de 70 centigrammes à 1 gramme.

On s'abstient de cette liqueur pendant les grandes chaleurs.

Les sudorifiques tels que la salsepareille, le sassafras, le gayac, la squine (voy. *Tisanes sudorifiques*), suffisent parfois dans les climats très chauds, aux Antilles, par exemple, pour guérir sans mercure des maladies syphilitiques invétérées. On attribue cet effet puissant aux transpirations excessives.

Le traitement mercuriel, prédisposant aux affections scorbutiques, ne doit pas être employé sans de grands ménagements.

Nous conseillons aux capitaines, pour leur éviter bien du tracas, de faire visiter leur équipage avant de s'embarquer, dans la crainte de voir des hommes atteints de vérole ne pouvoir plus travailler, une fois rendus en mer.

GALE.

—

Il y a trois sortes de gale : 1° la *gale proprement dite, contagieuse ;* 2° la *gale spontanée* ou *prurigo ;* 3° la *gale pédiculaire* ou *phthiriasis.*

1° La gale proprement dite, contagieuse, paraît due à la présence d'un insecte (*acarus scabiei*). Les symptômes sont de petits boutons pustuleux aux poignets, aux doigts, à la poitrine, au ventre, qui se répandent partout et se montrent bientôt même aux aisselles ; ils affectent principalement les articulations dans le sens de la flexion. Les pays chauds et humides prédisposent à cette maladie. Les démangeaisons sont très vives.

Traitement. — Boissons amères ; la tisane de bardane et de patience. Comme à bord on ne peut guère prendre de bains sulfureux, il est essentiel de trouver un moyen pour les suppléer. Nous conseillons les lotions de Dupuytren, composées de 125 grammes de sulfure de potasse dans une livre et demie d'eau avec 15 grammes d'acide sulfurique. On en lave deux fois par jour les parties vésiculeuses. Il faut tous les jours se laver à l'eau de savon. La durée du traitement est de seize jours. Il est essentiel, après la guérison, de désinfecter les vêtements du malade ; on les lave avec soin, ceux de laine surtout.

Il faut isoler, autant que possible, les galeux du reste de l'équipage.

2° *Prurigo* ou *Gale spontanée.* — Des boutons prurigineux d'une couleur très vive et non contagieux sont les symptômes de cette forme de gale. Ils atteignent le cou, les épaules, la poitrine, les bras, les cuisses, les jambes, rarement la face, presque jamais les pieds et les mains, et jamais les aisselles; ils se montrent surtout aux articulations, dans le sens de l'extension.

Les causes en sont peu connues; le prurigo paraît ordinairement aux premières chaleurs du printemps. Les jeunes gens et les vieillards y sont fréquemment exposés. Les passions tristes semblent encore en être cause. Souvent on voit paraître cette affection à bord d'un navire à la suite d'un voyage de long cours, ou bien chez ceux qui ont reçu une pluie froide sur le corps en sueur, ou bien chez ceux qui, tout suants, ont pris un bain froid, et chez les Européens qui passent aux Antilles. Elle n'est pas contagieuse, et des individus sains peuvent impunément coucher avec d'autres qui en seraient atteints.

Symptômes. — Ils consistent dans un picotement, et une sensation de chaleur à l'endroit où doit se manifester l'éruption; elle produit de l'agitation, de l'insomnie; peu de temps après il sort des boutons coniques, durs, mais non surmontés de vésicules, d'une couleur cristalline, et qui font éprouver un prurit insupportable. Les malades se grattent et arrachent ces boutons avec leurs ongles. S'ils se grattent toujours, ils dépérissent, maigrissent; des plaques inflammatoires, des pustules, des plaies se forment, et sous les croûtes paraît la suppuration. Ces plaies, cependant, se cicatrisent assez facilement, mais les boutons repullulent quelquefois, compliqués de furoncles.

Très souvent, chez des gens à peau sèche et blafarde, si le prurigo est porté à l'extrême, le marasme, le dépérissement et l'insomnie peuvent terminer la maladie d'une manière fâcheuse.

Le prurigo diffère de la gale par son siége, par la nature des boutons, qui sont durs et ressemblent à ces saillies coniques formées par le bulbe des poils lorsque la peau est grippée par le froid, disposition que l'on connaît vulgairement sous le nom de chair de poule.

La maladie n'est pas grave, mais cependant elle peut le devenir chez les vieillards.

Traitement. — La diète blanche, les bains légèrement tièdes sont autant de moyens dont on peut retirer de bons effets; à l'intérieur, boissons mucilagineuses, émollientes, et des lavements laxatifs pour assouplir le ventre. Lorsque les malades sont déjà très faibles, il ne faut pas les soumettre à une diète trop rigoureuse. Dans tous les cas ils doivent se tenir très propres et se bien couvrir. Une pommade qui a la propriété de guérir très souvent est celle-ci : elle se compose d'axonge, de goudron et de laudanum ; si on met 30 grammes d'axonge, on y mêlera 2 ou 4 grammes de goudron, et de vingt à vingt-cinq gouttes de laudanum Cette pommade est portée là à son plus haut degré de force. Pour l'employer on y mettra donc la première fois la quantité d'axonge double, et on augmentera ou on diminuera la dose suivant le degré d'irritabilité de l'individu.

3° *Gale pédiculaire.* — Cette troisième espèce de gale était connue de l'antiquité ; elle est caractérisée par une grande quantité de poux disséminés sur toute la surface du corps, et se multipliant avec une extrême rapidité. Elle se montre quelquefois chez les enfants, mais le plus souvent chez les vieillards. La gale pédiculaire se manifeste chez les gens malpropres.

Il y a deux variétés de poux : les uns occupent la surface du corps ; les autres, le cuir chevelu. A cette seconde espèce se rapporte une autre variété de poux qui se développent au pubis, dans les poils ; mais ceux-ci se produisent alors par voie de communication (morpion).

Symptômes. — Ils consistent dans des boutons pustuleux; quelquefois ce sont des crevasses accompagnées d'une grande démangeaison ; les malades sont obligés de tant se mouvoir qu'ils ne peuvent reposer; on en a vu quelquefois tomber dans le marasme et mourir, entre autres Sylla et Philippe II, roi d'Espagne.

Traitement. — On doit recommander au malade de se tenir proprement, et lui faire subir un régime restaurant. En second lieu, il faut s'occuper de détruire les poux; on y parvient avec les bains sulfureux et la décoction de tabac en lotion. Mais le moyen le plus actif est sans contredit l'onguent mercuriel en frictions aux aisselles, aux aines et aux articulations seulement. Il serait imprudent de faire ces frictions sur toutes les parties du corps.

DARTRES.

Le mot *dartre* vient d'un mot grec qui signifie *écorcher*, parce que dans ces maladies les parties semblent écorchées, et que souvent elles rendent du pus.

Le siége des dartres est dans la peau; elles peuvent attaquer toutes les parties du corps;

cependant certaines espèces en affectent plus particulièrement quelques unes; ainsi les *farineuses* se montrent à la face, les *squammeuses* à la partie interne des membres, les *croûteuses* ou *crustacées* aux joues, les *rongeantes* au nez, aux paupières, etc.

Causes. — Elles sont fort nombreuses: quelquefois elles semblent internes; d'autres fois les dartres sont héréditaires.

Les symptômes varient suivant les dartres elles-mêmes : aussi les a-t-on groupées et ramenées à certaines espèces. — Nous adopterons en partie la classification d'Alibert.

1° *Dartres furfuracées*. — Elles sont de deux espèces : la *furfuracée volante* et la *furfuracée arrondie*. 1° La *volante* se présente sous forme de taches irrégulières, d'un rouge pâle souvent cuivré, analogue à certaines taches vénériennes; elle se recouvre de croûtes qui tombent pour faire place à d'autres; elle paraît au dos, au ventre, aux cuisses. 2° *Dartre furfuracée arrondie;* elle présente des taches disposées en rond, à bords plus ou moins élevés, semblables à certains ulcères vénériens; elle se cicatrise au centre, tandis que sa circonférence s'agrandit; on la voit aux coudes, aux jarrets, aux genoux, et en général aux articulations; assez souvent elle coïncide avec une maladie des viscères abdominaux.

2° *Dartres squammeuses.* — Elles se manifestent par des écailles plus ou moins larges, qui se détachent par grandes plaques; elles offrent deux grandes variétés : 1° l'*humide*; 2° la sèche. 1° L'*humide* se montre surtout au nez, aux oreilles, aux organes de la génération chez les deux sexes, mais particuliérement chez l'homme entre la peau des testicules (scrotum) et les cuisses, au périnée (cette partie comprise entre l'anus et la verge); l'écoulement qui en résulte se dessèche, se fendille et se détache, chassé par l'humeur qui suinte au-dessous de l'écaille, en laissant de larges excoriations. 2° Dans la *sèche*, les plaques forment des cercles concentriques, dont celui du milieu est le plus élevé et le plus adhérent; ils tombent et sont remplacés par d'autres. C'est à cette espèce que l'on peut rapporter les dartres *lichénoïdes*, ainsi appelées parce qu'on les a comparées aux lichens qui croissent sur les arbres.

3° *Crustacées* (Dartres). — Elles ne présentent plus, comme les précédentes, de simples desquammations, mais des croûtes d'une épaisseur variable, qui ont leur siége à la surface du derme, qu'elles excorient.

4° *Dartres rongeantes.* — Cette espèce constitue l'ulcère dartreux proprement dit, et comprend toute l'épaisseur du derme. — Cette dartre arrive quelquefois sans cause connue, le plus souvent chez des gens issus de parents dartreux ou vénériens. Elle se montre ordinairement là où la peau est très sensible, aux ailes du nez, à la lèvre supérieure, à la face, au cou, etc. Sa marche est très rapide ; elle commence par un seul bouton rouge, il se recouvre d'une croûte qui, en tombant, laisse un ulcère à bords irrités et douloureux. Quelquefois deux ou trois boutons se confondent ; ils gagnent de proche en proche et peuvent envahir la lèvre, le nez et tout le visage. Ces ulcérations sont souvent assez profondes pour détruire les cartilages du nez. Lorsque la dartre rongeante est traitée par les moyens convenables, elle laisse une cicatrice blanchâtre plus ou moins régulière.

5° *Dartres pustuleuses.* — Elles se développent par des pustules du volume d'un grain de mil d'où s'écoule une humeur ichoreuse, le plus souvent dans les parties où la peau est couverte de poils. Quand c'est à la barbe, elles font éprouver, lorsqu'on se rase, une douleur très vive, un sentiment de *brûlure*. On voit d'abord paraître aux pulpes des poils un point d'irritation rouge avec une pustule blanchâtre. Le derme présente constamment une couleur rouge plus ou moins violacée ; les croûtes s'attachent aux poils et offrent un aspect dégoûtant. Une espèce de ce genre est la *couperose*; elle paraît aux sourcils, aux joues, surtout chez les femmes aux époques critiques, chez les gens malpropres ou qui sont adonnés aux boissons alcooliques; c'est une des espèces les plus tenaces.

La dartre est ordinairement annoncée par un sentiment de démangeaison plus ou moins vive dans la peau; par une cuisson tantôt pénible, tantôt voluptueuse, et c'est lorsque le malade a gratté que l'on voit paraître l'éruption dartreuse.

Les ulcères dartreux offrent ce caractère particulier qu'ils ont plus de tendance à s'étendre en largeur qu'en profondeur. Leur forme est irrégulière, leurs bords présentent peu d'élévation et sont légèrement frangés; la peau aux environs est rouge ou violette. Ils ne creusent pas également toutes les parties du derme; on voit quelquefois des espèces d'îlots à peine attaqués, tandis que les parties voisines sont le siége d'une ulcération très intense. La surface est granulée, rougeâtre, douloureuse, cédant avec facilité. Il y a engorgement des tissus sous-jacents; on éprouve un sentiment de brûlure, une âcreté particulière, des élancements plus ou moins vifs; quelquefois si vifs, que les malades maigrissent, perdent le sommeil, et meurent dans le marasme Les ulcères peuvent détruire la peau et les tissus sous-jacents, les cartilages; la cloison du nez tombe quelquefois. Ils ne sont pas rares sur le col de l'utérus, dans les fosses nasales. Très souvent aussi, comme dans les chancres vénériens, un engorgement plus ou moins considérable affecte les ganglions voisins de l'ulcère. Quelquefois ils portent leur action sur les muqueuses, et produisent des coryzas, des ophthalmies, des chaudes-pisses souvent très rebelles.

Traitement. — On ne peut guère traiter les dartres en mer, à cause de l'attirail de médicaments nécessaires : aussi ne donnerons-nous pas ce traitement seulement comme devant remplir le but que nous nous sommes proposé en faisant ce livre ; mais plutôt comme devant en être le complément. Voici ce que nous conseillons de faire. On se mettra à la diète blanche ; on ne prendra que des viandes de poulet, de veau, de poisson ; des légumes frais, des herbes et du lait ; on évitera les farineux, les haricots, les lentilles, le vin pur, le café, les liqueurs, les épices, le sel, la cuisine de haut goût ; on se placera dans un air pur, ni trop froid, ni trop humide, ni trop chaud.

Beaucoup de médicaments peuvent être administrés avec plus ou moins d'efficacité. Un des plus célèbres, et cela avec juste raison, c'est le soufre sous toutes les formes, en pastilles, en si-

rop à l'intérieur, en bains et fumigations à l'extérieur ; on le donne quelquefois en nature ; il
vaut mieux alors le donner porphyrisé et réduit
en poudre impalpable qu'à l'état de fleur de soufre. Les eaux sulfureuses sont aussi données avec
avantage, surtout chez les lymphatiques ; on fait
boire les eaux de Baréges coupées avec le lait à la
dose d'un demi-verre à un verre, et jusqu'à une
bouteille et plus par jour. Les fumigations sulfureuses employées à l'hôpital Saint-Louis, à Paris, ont aussi fourni de bons résultats. Il n'est pas
rare de voir le soufre agir comme purgatif, et
presque toujours alors son action est favorable.
Il est des personnes très irritables qui ne peuvent supporter ses préparations sans éprouver de
graves accidents ; chez les goutteux par exemple, il peut produire une excitation dangereuse.

A l'intérieur, on donne la bardane, la douce-
amère, enfin tous les amères considérés comme
des purgatifs ; les bois sudorifiques comme le
gayac, la squine, la salsepareille et le sassafras. Il
est à remarquer que beaucoup de dartres guéris-
sent par les mêmes moyens que la syphilis. Dans
ce cas, le mercure doit être donné à très petite
dose. Chez les Anglais, on emploie beaucoup,
comme dépuratifs, le calomélas préparé à la vapeur, les pilules de Belloste, la liqueur de Van-
Swiéten ; les purgatifs mercuriels sont ceux qui

conviennent le mieux ; ils déterminent sur la muqueuse intestinale une dérivation presque toujours salutaire, et si le malade éprouvait des accidents du mercure, on le remplacerait par un autre purgatif, le ricin, etc.

Lorsque les dartres sont très irritées et très douloureuses, les bains tièdes gélatineux, les bains émollients avec l'amidon et les têtes de pavots doivent être souvent répétés et long-temps prolongés ; mais chez les sujets d'une constitution molle et lymphatique, les bains simples ont peu favorables ; on doit alors employer les sulfureux ou les alcalins ; de 1 à 2 hectogrammes de carbonate de soude dans une baignoire ordinaire. Les fomentations émollientes narcotiques, sulfureuses, peuvent être utiles suivant les indications.

Un bon moyen employé fréquemment contre les dartres à l'hôpital Saint-Louis, et qui calme constamment l'irritation sans produire de répercussion, c'est la pommade composée avec 4 ou 5 grammes de calomélas préparé à la vapeur, dans 30 grammes de pommade de concombre ; si la dartre est douloureuse, on y ajoute 2 ou 3 décigrammes d'extrait de jusquiame ou de belladone ; on en frotte les plumasseaux. Les onguents soufrés sont aussi d'un fort grand usage. L'acétate de plomb a eu des succès comme topique, lorsque la répercussion n'a point d'inconvénient, ce qui est fort rare. On ne doit donc l'employer que lorsque le malade affaibli par la suppuration ne donne plus d'espérance.

Les topiques irritants, en changeant le mode de sensibilité vicieuse, produisent d'excellents résultats; telles, les lotions avec les sels mercuriels ou la limonade sulfurique, l'huile animale de Dippel. On a quelquefois employé contre les dartres rebelles le cautère objectif, c'est-à-dire la brûlure par calorique accumulé (au moyen d'une loupe et d'un soleil ardent); mais il vaut mieux alors se servir de nitrate d'argent fondu (pierre infernale) ou de proto-nitrate, acide nitrique de mercure (4 grammes de nitrate de mercure dissous dans 30 grammes d'acide nitrique du commerce). On couvre la dartre de charpie râpée que l'on imbibe de nitrate acide de mercure; il est préférable à la pâte arsenicale. Lorsque les dartres sont bien étendues, il serait dangereux d'appliquer le nitrate acide de mercure sur une trop grande surface; il pourrait en résulter un empoisonnement par absorption; il faut alors cautériser par portion (dans une étendue d'une pièce de 30 sous).

Dans les dartres rongeantes, le meilleur caustique est donc le nitrate acide de mercure. Si l'on veut cautériser une plaie profonde, on imbibe un pinceau de charpie de ce caustique, et on le promène sur la plaie ; si celle-ci est trop étendue, on pratique la cautérisation partielle pour éviter les phénomènes de la résorption. Les vésicatoires ont été employés quelquefois avec succès dans le même but, c'est-à-dire pour changer le mode de sensibilité. Après la suppression des dartres, surtout quand elles sont anciennes, il peut survenir des accidents plus ou moins graves ; pour les prévenir, il faut appliquer un vésicatoire ou un cautère, dont la suppression a été quelquefois suivie de la récidive de la dartre. Il faut avoir égard au tempérament du malade, entretenir la liberté du ventre par les lavements émollients. Si la dartre a paru à la suite de la suppression d'une évacuation périodique (règles, hémorrhoïdes, etc.), il faut rappeler cette évacuation. Si elle est compliquée d'affection scrofuleuse ou syphilitique, on doit combattre la diathèse générale, et le malade se trouve ainsi dans des circonstances plus favorables de guérison ; lorsqu'il y a métastase, il faut rappeler la dartre par un large vésicatoire appliqué là où elle était d'abord.

AMPUTATIONS.

—

Au risque d'être blâmé par nos confrères pour avoir décrit une opération réservée spécialement aux hommes de l'art, à cause des soins et du talent qu'elle exige, nous donnerons quelques règles qui lui sont relatives. La première est, sans contredit, la circonspection la plus minutieuse. — Dans tous les cas, nous ne pouvons conseiller une amputation qu'avec les conditions suivantes : 1° que celui qui la tentera en ait déjà vu pratiquer et en ait pratiqué lui-même (circonstance très difficile à rencontrer). 2° Que la vie du patient soit de toute évidence désespérée, et que l'amputation paraisse la seule chance de salut. 3° Qu'on soit trop éloigné de terre, et qu'on redoute une mort trop imminente, pour attendre les secours d'un médecin. 4° Que le malade et l'opérateur aient, individuellement et réciproquement, assez de confiance pour que plus tard ils n'aient pas l'un ou l'autre à se repentir de l'opération. 5° Que l'on ait à bord les instruments désignés ci-dessous, et que nous ne mettons pas dans le coffre à médicaments, vu la rareté de leur emploi. Le zèle et l'instruction des capitaines décideront sur ce point.

On voit, par l'examen rapide de ces quelques conditions, et nous pourrions les multiplier, combien nous restreignons le champ des amputations pour les capitaines au long cours. Ce qui va suivre sera donc destiné à satisfaire une curiosité louable, et peut être, dans certaines positions tout exceptionnelles, à rendre d'immenses services.

Le moment de l'amputation est une chose fort importante à discuter; mais nous en avons assez dit à cet égard, soit précédemment, soit aux chapitres des fractures, des contusions et des brûlures, pour en parler davantage; seulement, nous conseillons, de nouveau, d'agir avec une prudence extrême.

Le lieu de l'amputation doit, en général, être pris sur les parties saines, au milieu de l'os. Si l'on ampute un membre inférieur, on fera de l'endroit un choix tel qu'il soit possible, plus tard, d'y adapter un membre artificiel.

Les instruments nécessaires sont : une petite pelote assez résistante pour comprimer avant la section, et au-dessus, les vaisseaux artériels ; des fils cirés à ligatures, pour lier les artères qui donneraient du sang vermeil, par jets saccadés, à la surface du moignon ; des pinces pour les saisir ; des couteaux dits à *amputation*, à lame allongée, à un ou deux tranchants : une scie destinée à scier l'os; des bandes et des compresses pour le pansement consécutif.

Un précepte général à suivre, en tout temps, est de conserver le plus de téguments possible, de se rendre maître du sang artériel par la compression exercée au-dessus de la section, et de lier solidement les artères par un double nœud, pour ne pas être forcé d'y revenir.

Opération (1). — Pour faire une amputation, le malade étant convenablement situé, l'opérateur saisit d'une main la partie, et de l'autre, avec l'instrument, il coupe la peau circulairement; après l'avoir séparée, il la fait relever par un aide, soit avec une compresse, soit avec les doigts, pour arriver ensuite jusqu'à l'os et en deux temps; après avoir séparé les lambeaux avec une compresse fendue, il achève en sciant doucement, également, sans secousses, et principalement lorsqu'il arrive près de la fin. Un autre aide, à qui la partie à séparer doit avoir été confiée, ne doit faire aucun mouvement, de crainte d'occasionner un brisement qui formerait des *esquilles* (petites portions d'os détachées), qu'on a toujours soin d'enlever avec des pinces coupantes. La ligature des artères faite, sans y com-

____

(1) Le docteur J. Morin, *Manuel de médecine et de chirurgie.*

prendre, le moins qu'il est possible, les nerfs ou leurs filets qui les approchent, on réunit les lambeaux; on rassemble les ligatures dans une petite compresse; on couvre la peau qui a été ménagée, avec des linges fins, doux, pliés et posés sur la charpie placée sur toute la plaie, et par une bande circulaire très peu serrée, on achève le pansement, qu'on ne doit renouveler que le troisième ou le quatrième jour après l'opération, pour les continuer ensuite, suivant le besoin, jusqu'à la guérison parfaite

LIVRE CINQUIÈME.

PRÉPARATIONS PHARMACEUTIQUES.

Les médicaments sont empruntés aux trois règnes de la nature, le règne *animal*, le *végétal* et le *minéral*.

Rarement les médicaments sont employés dans l'état où la nature les fournit, et sans mélange. Tantôt on diminue leur activité par l'association de substances plus douces, tantôt on rend leurs effets plus prompts et plus violents en les combinant avec d'autres très actifs.

Il est important d'avoir une balance à bord pour mesurer exactement les quantités.

Mesures pondériques.

Les anciennes.	Les nouvelles.	Leur valeur.
La livre.......	1/2 kilogramme....	16 onces.
L'once........	52 grammes.......	8 gros.
Le gros........	4 grammes.......	5 scrupules.
Le scrupule....	1 gramme 5/10....	24 grains.
Le grain.......	5 centigrammes.	

Mesures de capacité.

La pinte.......	1 litre...........	52 onces d'eau distillée.
La chopine....	1/2 litre.........	16 onces.
Le demi-setier..	2 décilitres.......	8 onces.
Le poisson.....	1 décilitre........	4 onces.
Le demi-poisson.	1/2 décilitre.... .	2 onces.

Autres mesures.

1 goutte vaut............ 1 grain.
1 cuillerée .... 1 once.
1 verrée................ de 9 onces à 2 gros.
1 poignée.
1 brassée............. 12 poignées.

———

TISANES.

On nomme tisanes, des préparations aqueuses qu'on donne à larges doses aux malades; elles servent de boissons ordinaires, et on les administre toute la journée à des intervalles plus ou moins rapprochés. Leur usage spécial est d'apaiser la soif sans exciter. On leur ajoute néanmoins des substances médicamenteuses qui leur donnent certaines autres propriétés. On les prépare par *décoction*, par *infusion* ou par *macération*.

La *décoction* consiste à faire bouillir plus ou moins de temps dans l'eau les substances employées : tantôt, par l'ébullition, on fait réduire le liquide d'un quart, d'un tiers ou de la moitié ; tantôt l'ébullition n'est que de quelques minutes.

L'*infusion* se fait en versant seulement de l'eau bouillante sur les substances, et en couvrant le vase, dans la crainte que l'évaporation n'entraîne les principes volatils. On décante (on tire au clair) au bout de peu de minutes.

La *macération* ou *digestion* consiste à laisser les remèdes dans l'eau froide pendant plusieurs heures. Après ce temps, on filtre au papier, le liquide. Il n'y a guère que les substances amères que l'on traite de la sorte.

TISANES

émollientes, délayantes, rafraîchissantes, mucilagineuses.

1. Tisane de gomme.

Gomme arabique......... 30 grammes.
Eau commune........... 1 litre.
Sucre................. 30 grammes.

Faites dissoudre et bouillir.

2. Tisane d'orge.

Racine de chiendent.. 30 grammes (2 gram. d'extrait).
Orge ordinaire....... 15 grammes.

Sucre.................... 50 grammes.
Eau commune........... 1 litre.

Il faut avoir le soin de bien nettoyer la racine de chiendent et de la contondre; puis on l'échaude, ainsi que l'orge, pour enlever un principe âcre qu'elles contiennent, et on les fait bouillir dans la quantité d'eau désignée.

Limonades.

3. Limonade végétale (au citron).

La limonade au citron se prépare en coupant un citron par rondelles, et en versant dessus un demi-litre ou trois quarts de litre d'eau bouillante. Quand on la veut plus légère, on ne fait qu'exprimer le suc du citron, ou bien ou y ajoute seulement l'épiderme ou première peau, qui contient l'huile essentielle; puis on édulcore convenablement.

Cette limonade faite ainsi à l'eau bouillante prend le nom de *limonade cuite.*

4. Limonade tartrique (ou minérale).

Acide tartrique.. de 70 centigram. à 2 grammes.
Eau commune... 1 litre.
Sucre ou sirop... quantité suffisante.

5. Tisane de graines de lin.

aines de lin enfermées dans un nouet. de 8 à 15 grammes.
u commune....................... 1 litre.

Faites bouillir, et édulcorez convenablement.

6. Tisane diurétique (nitrée).

Faites de la tisane d'orge, et ajoutez,

Sel de nitre............ 15 grammes.

7. Tisanes astringentes (tisane au riz).

Riz mondé.............. 15 grammes.
Eau commune........... 1 litre 1/2.

Faites bouillir jusqu'à réduction d'un tiers.

Cette tisane, qu'on donne dans les diarrhées, s'édulcore avec le sirop de gomme; ou bien en la préparant, on ajoute de la gomme au riz. A défaut de gomme ou de sirop de gomme, édulcorez avec le sucre. Pour rendre cette boisson plus calmante, on y ajoute une demi-tète de pavot ou quelques gouttes de laudanum.

8. Infusion astringente.

Roses de Provins......... 15 grammes.
Eau bouillante........... 1/2 litre.

Laissez infuser quelques minutes, puis tirez au clair et édulcorez.

9. Tisane amère.

Sommités d'absinthe..... 1 pincée (2 gram. d'extrait).
Racines de gentiane..... 8 grammes (2 gram. d'extrait.
Eau commune.......... 1 litre.

Faites bouillir légèrement.

10. Tisane diaphorétique.

Fleurs de sureau......... 50 grammes.
Fleurs de tilleul......... 8 grammes.
Eau bouillante.......... 1/2 litre.

Faites infuser, et prenez trois ou quatre doses sucrées convenablement.

11. Tisane de bardane et de patience.

Racine de bardane........)
Racine de patience........ } de chaque, 30 grammes.
Racine de scille.........) ou
4 gram. d'extrait.

Faites bouillir, et versez la décoction bouillante sur de la racine de raifort sauvage, 30 grammes à volonté.

Passez et édulcorez avec du sucre.

12. Tisane sudorifique.

Salseparcille......) de chaque, 30 grammes,
Squine.......... } ou 4 gram. d'extr. de salsepar.
Gayac ....) et de squine et 2 de gayac.
Eau commune .... 4 litres.

Faites macérer vingt-quatre heures; faites bouillir et réduire à 2 litres; ensuite mettez à infuser, à volonté,

Sassafras.............. **8 grammes.**

Passez, et ajoutez quantité suffisante de sucre.

13. Tisane acidulée.

Acide tartrique.. de 62 centigram. à 2 grammes.
Eau commune... 1 litre.
Sucre ou sirop... quantité suffisante.
Acide sulfurique. de 18 à 24 gouttes.

14. Tisane laxative.

Crème de tartre soluble... de 30 è 45 grains.
Eau commune bouillante.. 1 litre.

On prend cette tisane à jeun.

Nota. Il est bien entendu que toutes les fois qu'on se servira d'extraits, on n'aura qu'à ajouter son extrait à l'eau bouillante, sans macération, ni aucune autre préparation.

POTIONS.

Les potions sont des mélanges d'eau distillée, d'infusion, d'extraits, de teintures, auxquels on ajoute un sirop, soit pour édulcorer, soit pour remplir une indication particulière. On prend souvent cette forme pour administrer un remède énergique et obtenir un effet prompt.

Dans les potions, on distingue l'*excipient*, la *base*, l'*adjuvant* et le *correctif*.

L'*excipient* est un liquide à peu près inerte dans lequel on délaie la partie active du remède.

La *base* est la partie essentielle du remède, qui lui donne sa propriété.

L'*adjuvant* est une substance qu'on ajoute à la base, soit pour augmenter son action ou pour faciliter sa dissolution.

Le *correctif* corrige ou masque le goût dés-agréable du médicament principal, ou diminue sa trop grande activité.

1. Potion gommeuse.

Eau commune............. 125 grammes.
Sirop de gomme.......... 50 grammes.

2. Potion émétisée.

Tartre stibié (émétique)... 1 décigramme.
Eau tiède............... 5 verres.

En trois doses, à un quart d'heure ou une demi-heure de distance.

3. Potion de Rivière.

Sous-carbonate de soude (sel d'absinthe).. 15 décigram.
Eau de fontaine...................... 60 grammes.

Faites dissoudre, et ajoutez auprès du malade,

Suc de citron.. .... 1 cuillerée.

Faites prendre au moment de l'effervescence, et en une dose.

Cette potion est surtout utile pour arrêter les vomissements répétés qui ne proviennent pas d'une irritation inflammatoire de l'estomac.

4. Potion de scille et de kermès.

Eau commune......... 125 grammes.
Gomme adragant...... 65 centigrammes.
Kermès minéral....... 5 centigram. ou 1 décigram.
Huile d'amandes douces. 50 grammes.
Oxymel scillitique...... { 15 grammes, ou 2 gram. d'extrait de scille.

5. Potion éthérée.

Eau de tilleul..........
Eau de fleur d'oranger.... } 60 grammes de chaque.
Éther sulfurique........ 20 gouttes.
Sucre .... 15 grammes.

A prendre par cuillerées de demi-heure en demi-heure.

6. Potion drastique.

Feuilles de séné.......... 15 grammes.
Eau bouillante........... 2 hectogrammes.

Laissez infuser ; passez et ajoutez :

Jalap en poudre......... 1 gramme.
Sucre .... 30 grammes.

7. Potion de copahu (de Desault et Choppart).

Eaux distillée de menthe..
Alcool.................
Baume de copahu........ } 60 grammes de chaque.
Sirop de capillaire.......
Eau distil. de fleurs d'orang. 30 grammes.
Acide nitrique alcoolisé... 8 grammes.

Deux cuillerées le matin, une à midi, une le soir, pendant dix ou douze jours.

Cette potion est d'un effet énergique; pourtant nous préférons les pilules de cubébine, qui exigent moins d'embarras, et dont on se munirait en partant, si besoin en était.

8. Émulsion simple.

Amandes douces ...... de 15 à 30 grammes.
Amandes amères........ 4 grammes.

Pilez-les dans un mortier; ajoutez une très petite quantité d'eau, de manière à former une pâte bien liée; versez ensuite peu à peu de un demi-litre à trois quarts de litre d'eau chaude, en mélant à mesure; édulcorez avec 30 ou

45 grammes de sucre ou de sirop, et passez à travers un linge.

Cette boisson est très rafraîchissante. Dans les ardeurs d'urine elle convient beaucoup, en y ajoutant de 13 décigrammes à 2 grammes de sel de nitre.

9. Émulsion camphrée et opiacée.

A l'émulsion simple ajoutez :

Camphre................ 55 centigrammes.
Laudanum .... 20 gouttes.

LAVEMENTS.

—

Un lavement est, comme on sait, un médicament qu'on introduit par l'anus dans les gros intestins. Il est ou simple ou composé.

1. Lavement émollient ou mucilagineux.

Feuilles de guimauve..... une petite poignée.
Graines de lin........... de 8 à 12 grammes.
Eau.................... 1/2 litre.

On peut encore ajouter une ou deux cuillerées d'huile d'olive pour favoriser les selles.

2. Lavement laxatif.

Décoction émolliente...... 1/2 litre.
Sel marin.............. 1 poignée.

3. Lavement purgatif.

Manne en sorte.......... 60 grammes.
Feuilles de séné.......... 15 grammes.
Eau.................... 1/2 litre.

Faites bouillir légèrement, et passez.

4. Lavement stimulant ou irritant.

Fleurs de camomille...... 1 petite poignée.
Eau bouillante.......... 1/2 litre.

5. Lavement anodin.

Têtes de pavot.......... 1 (ou 1 gram. d'extrait).
Graine de lin.......... 8 grammes.
Eau commune.......... 1/2 litre.

Faites bouillir et passez; si on veut rendre le lavement plus calmant, on ajoute :

6. Lavement anodin opiacé.

Laudanum.......... de 6 à 12 gouttes.

7. Lavement opiacé et amylacé.

Ajoutez au précédent :

Amidon.......... de 8 à 12 grammes.

GARGARISMES.

Les gargarismes sont des médicaments liquides appropriés aux maladies de la bouche et du gosier, et dont on se sert pour humecter ces parties, sans les avaler toutefois.

1. Gargarisme émollient.

Décoction de guimauve.... 25 décagrammes.
Miel ou sucre........... quantité suffisante.

2. Gargarisme chloruré.

Au gargarisme émollient ajoutez :

Chlorure de chaux ...... de 4 à 8 grammes.

3. Gargarisme astringent.

Décoction de roses sauvages. 125 grammes.
Alun .... 4 grammes.
Sucre ou miel.......... 30 grammes.

COLLYRES.

Aujourd'hui l'on entend par collyres un remède destiné à être appliqué sur l'œil. Il en est
qui sont pulvérulents, secs; en général ils sont
liquides, et alors ils reçoivent diverses dénomi-
nations, suivant la nature des substances qui les
constituent.

1. Collyre adoucissant.

Décoction de feuilles de guimauve.. 125 grammes.
Laudanum..................... 10 gouttes.

On applique ce collyre tiède sur les yeux.

2. Collyre astringent.

Eau distillée................... 30 grammes.
Pierre infernale (nitrate d'argent)
   ou sulfate de zinc............ 1 décigramme.

Faites dissoudre, et mettez sur l'œil enflammé une goutte deux fois par jour.

———

LINIMENTS.

—

On appelle liniments, des médicaments destinés à l'usage externe, ayant une huile ou une graisse molle pour excipient, dont on enduit ou frotte certaines parties du corps.

1. Liniment volatil camphré ou ammoniacal.

Huile d'olive........... 45 grammes.
Ammoniaque liquide.... }
Camphre............... } de chaque, 4 grammes.

On remue toujours la fiole qui le contient, avant de s'en servir.

2. Liniment alcoolique camphré.

Huile d'olive .... 45 grammes.
Alcool camphré........ . 4 grammes.

———

CATAPLASMES.

—

Les cataplasmes se composent avec des farines ou des fécules, des poudres et des substances liquides de diverses natures.

Cataplasme émollient.

Farine de graine de lin ... 500 grammes.
Mie de pain............. 250 grammes.

Faites cuire dans une décoction de plantes émollientes jusqu'à la consistance de cataplasme.

On le rend *anodin*, ou *opiacé*, ou *narcotique*, en l'imprégnant de laudanum ; *résolutif*, en l'imprégnant d'extrait de saturne.

VOCABULAIRE.

Explication des mots scientifiques employés dans l'ouvrage (1).

A.

ABSORPTION (s. f.). Fonction par laquelle les êtres organisés et vivants font entrer dans des pores ou dans des vaisseaux destinés à cet usage, certaines substances qui viennent du dehors, ou qui sont prises à leur intérieur.

AIGU (adj.). Une maladie est dite *aiguë*, quand elle marche rapidement et avec une certaine violence.

ADYNAMIE (s. f.). Privation de forces, faiblesse, débilité absolue.

ANÉVRISME (s. m.). C'est à proprement parler une tumeur produite par la dilatation d'une artère.

ANTIPHLOGISTIQUE (adj.). On donne ce nom aux moyens qu'on emploie pour combattre l'inflammation.

APHTE (s. m.). Les aphtes sont des taches blanches ou ulcérations superficielles qui se manifestent à l'intérieur de la bouche ou du pharynx, et qui quelquefois occupent une étendue considérable du tube digestif.

APOPHYSE (s. f.). On nomme ainsi certaines éminences osseuses naturelles. L'*apophyse mastoïde* est cette première apophyse qu'on rencontre derrière l'oreille.

ASSIMILATION (s. f.). Fonction commune à tous les êtres organisés, et en vertu de laquelle ils transforment en leur propre substance les matières qu'ils puisent au-dehors.

ASTRINGENT (adj.). Les astringents sont des médicaments qui diminuent ou arrêtent une évacuation quelconque en resserrant les orifices, par lesquels elle s'opère. Ainsi, les astringents sont *antihémorrhagiques*, *antidysentériques*, etc.

ATTELLE (s. f.). Sorte de lame flexible et cependant résistante, dont on se sert dans le pansement des fractures. Elle

---

(1) Nous avons emprunté au Dictionnaire de *Nysten* cette partie de notre travail.

est ordinairement de bois. On en fait aussi en écorce d'arbre, en carton, en fer-blanc, etc.

AXONGE (s. m.). La graisse la plus molle des animaux, qu'on emploie en médecine pour faire les pommades, les onguents, etc.

C.

CARDITE (s. f.). Inflammation du tissu propre du cœur.

CATHÉTÉRISME (s. m.). L'introduction de la sonde dans la vessie, soit pour reconnaître la présence d'un calcul, soit pour évacuer l'urine.

CÉPHALALGIE (s. f.). Douleur de tête.

CHRONIQUE (adj.). Une maladie est dite *chronique* lorsqu'elle dure depuis un certain temps et que sa marche est lente.

COLLAPSUS (s. m.). Mot latin qui signifie chute, et que *Cullen* a employé pour désigner la diminution subite de l'énergie du cerveau ou des forces nerveuses.

COLLYRE (s. m.). Médicament destiné à être appliqué sur l'œil. Les collyres sont *secs* ou *pulvérulents*, et *liquides*.

COMA (s. m.). Assoupissement, penchant au sommeil.

CONDYLE (s. m.). Éminence osseuse, sorte d'*apophyse* arrondie dans un sens, aplatie dans l'antre. Le condyle de la mâchoire inférieure est situé au-devant du conduit auditif.

CONTAGION (s. f.). Transmission d'une maladie d'un individu à un autre par l'effet d'un contact médiat ou immédiat.

CORYZA (s. m.), (*vulgairement rhume de cerveau*). Catarrhe qui a son siége dans les fosses nasales et les différentes cavités qui en font partie.

D.

DÉRIVATIF (adj.). Moyen pour attirer le sang ou une matière humorale vers une partie pour les détourner d'une autre partie, où leur siége pourrait occasionner des accidents. Tels sont les vésicatoires, les sinapismes, la saignée, etc.

DIAPHORÉTIQUE (adj.). Qui favorise la transpiration insensible.

DIATHESE (s. f.). Disposition particulière de certains individus à être affectés de telle ou telle maladie. L'on dit *diathèse scorbutique*, etc.

DIURÉTIQUE (adj.). Se dit des remèdes qui ont la propriété de favoriser la sécrétion de l'urine.

DRASTIQUE (adj.). Se dit des remèdes violents et prompts, mais plus particulièrement des purgatifs énergiques.

DYSPNÉE (s. f.). Difficulté de respirer.

DYSURIE (s. f.). Difficulté d'uriner; maladie dans laquelle on rend l'urine avec douleur et une sensation d'ardeur.

E.

ÉMOLLIENT (adj.). Se dit des remèdes qui relâchent et ramollissent les parties trop tendues.

ENDÉMIQUE (adj.). Se dit des maladies particulières à certains pays, à certains peuples, comme le scorbut dans les contrées maritimes, humides et froides, les fièvres intermittentes dans les endroits marécageux.

ÉPIDÉMIE (s. f.). Maladie qui attaque en même temps, et dans le même lieu un grand nombre de personnes à la fois; elle dépend d'une cause commune ou générale qui survient accidentellement, comme l'altération de l'air ou des aliments.

ÉPIGASTRE (s. m). Partie moyenne de la région épigastrique, comprise entre les fausses côtes d'un côté, et celles du côté opposé.

ÉVACUANT (adj. et s. m). Se dit des remèdes qui déterminent des évacuations par un mode quelconque; tels sont les vomitifs, les purgatifs. les diurétiques, etc.

EXUTOIRES (s. m.). C'est un évacuant établi par l'art pour entretenir une inflammation et une suppuration locales (*vésicatoires, cautères, etc.*

F.

FIBRINE (s. f). Substance animale, blanche. fibreuse, extensible et élastique qui entre dans la composition du sang et constitue le tissu des muscles.

FOMENTATION (s. f.). Application d'un liquide, au moyen de linge ou de flanelle imbibés. sur une partie du corps.

H.

HÉMOSTATIQUE (adj.). Se dit des remèdes propres à arrêter les hémorrhagies ou pertes de sang.

HYPERTROPHIE (s. f). Maladie provenant de la nourriture exagérée d'un organe, et amenant une augmentation dans son volume.

HYPOCHONDRIE (s. f.). Tristesse habituelle dépendant ou non d'une altération des viscères abdominaux.

HYPOGASTRE (s. m.). Partie inférieure du bas-ventre qu'on divise en trois régions ; une moyenne, appelée *pubis*, et deux latérales qu'on nomme les *aines*.

I.

ICHOR (s. m.). Sanie du sang aqueux qui présente quelque qualité virulente et maligne.

INCUBATION. (s. f.). Période de temps qui s'écoule depuis la contagion ou l'introduction du principe contagieux dans l'économie animale, jusqu'à l'invasion de la maladie contagieuse.

INFLAMMATION. (s. f.). Etat de maladie qui a pour pour caractères la *douleur*, la *chaleur*, la *rougeur*, et un état de *tension* et de *gonflement* plus ou moins marqué.

L.

LARYNX (s. m.). Organe spécial de la voix. (Voyez *Anatomie*.)

LAXATIF. (s. m. et adjec.). Se dit des remèdes qui déterminent la purgation sans irriter.

LUETTE (s. f). Petit tubercule charnu pendant au milieu du bord libre du voile du palais.

LYMPHATHIQUES (adj.). Se dit des vaisseaux chargés de charrier la lymphe ou liquide transparent albumino-gélatineux. *Les glandes lymphatiques* sont traversés par des vaisseaux du même nom, et servent à élaborer la lymphe. On en voit aux aines, aux aisselles, etc.

M.

MANULUVE (s. m.). Bain partiel dans lequel les mains seules sont plongées.

MEMBRANES (s. f). Nom générique de divers organes minces représentant des espèces de toiles. 1° Les *membranes muqueuses*, ainsi appelées à cause du fluide muqueux qui en humecte habituellement la surface libre ; déployées sur la face intérieure de tous les organes creux qui communiquent à l'extérieur par les diverses ouvertures dont la peau est percée ; ainsi, à la *bouche*, au *nez*, etc. 2° *membranes séreuses*, blanches, luisantes, transparentes, d'une structure cellulaire et lymphatique, à laquelle les vaisseaux sanguins sont étrangers; destinées aux grandes cavités comme la *plèvre*, le *pé-ritoine*, etc.

MUCILAGINEUX (adj.). Qui contient ou qui est de la nature du mucilage, substance végétale qui se rapproche beaucoup de la gomme, et se trouve en grande quantité dans les racines de guimauve et de grande consoude, dans la graine de lin et les semences de coing. (Pour nous, souvent synonyme d'*émollient*.)

N.

NARCOTIQUE (adj. et s. m.). Se dit des substances qui ont la propriété d'assoupir.

O.

OEDÈME (s. m.). Tumeur diffuse, sans rougeur, ni tension, ni douleur, cédant à l'impression du doigt, et la conservant pendant quelque temps, formée par la sérosité infiltrée dans le tissu cellulaire.

OESOPHAGE (s. m). Canal cylindrique, musculo-membraneux, faisant partie du canal alimentaire, et s'étendant dn pharynx à l'estomac, auquel il conduit les aliments.

OXYCRAT (s. m.). Mélange d'eau et de vinaigre.

P.

PAROXYSME (s. m.). Augmentation des symptômes fébriles qu'on observe dans les fièvres continues, et qui ne commence pas par un frisson.

PÉDILUVE (s. m.). Bain de pieds.

PÉRINÉE (s. m.). Espace qui est entre l'anus et les parties génitales.

PHARYNX (s. m.). Demi-cavité musculo-membraneuse qui circonscrit la cavité gutturale, et forme l'orifice supérieur de l'œsophage.

PHLEGMASIE (s. f.). Voyez *Inflammation*.

PHLYCTENE (s. f.). On nomme ainsi de petites tumeurs cutanées, vésiculeuses, transparentes, qui contiennent une humeur séreuse.

PLÉTHORE (s. f). Se dit de la surabondance du sang dans le système sanguin, ou dans une partie de ce système.

PUPILLE (s. f.) ou *prunelle*. Ouverture que présente dans son milieu la membrane *iris*, et par laquelle passent les rayons lumineux.

R.

RÉSOLUTIF (adj.). Se dit des remèdes qu'on emploie pour résoudre par degrés divers engorgements, surtout ceux qui ont leur siége dans le système lymphatique.

RÉVULSIF (adj.). Voyez *Dérivatif*.

S.

SÉREUSES (membranes) (adj.). Voyez *Membranes*.

STIMULANT (s. m. et adj.). Se dit des médicaments qui ont la faculté d'exciter plus ou moins promptement, et d'une manière apparente aux yeux de l'observateur, l'action organique des divers systèmes de l'économie : d'où résulte l'augmentation de la chaleur animale.

SYMPTOME (s. m.). Changement ou altération de quelques parties du corps ou de quelques unes de ses fonctions, produit par une cause morbifique et perceptible aux sens.

T.

TÉNESME (s. m.). Envie continuelle, douloureuse et presque inutile d'aller à la selle, accompagnée de tension au fondement. Symptôme ordinaire de la dysenterie, des hémorrhoïdes et du calcul dans la vessie.

THÉRAPEUTIQUE (s. f.). Partie de la médecine qui a pour objet le traitement des maladies, c'est-à-dire qui donne des préceptes sur l'administration des moyens curatifs des maladies.

THORAX (s. m). Synonyme de poitrine.

TRAUMATIQUE (adj.). Se dit des maladies qui proviennent d'une blessure.

V.

VIRUS (s. m.). On entend par ce mot un principe inconnu dans sa nature et inaccessible à nos sens, mais inhérent à quelques unes des humeurs animales, et susceptible de transmettre la maladie qui l'a produit. Tels sont les virus *variolique*, *syphilitique*, etc.

VISCÈRE (s. m.). Se dit des organes de l'animal destinés à quelques fonctions et contenus dans les cavités, la tête, la poitrine, le ventre.

MÉDICAMENTS

EMPLOYÉS

DANS LA MÉDECINE EN MER.

Composition du coffret pharmaceutique de M. Arrault (1).

SECTION PREMIÈRE.

Remèdes externes.

Acétate de plomb. . . . . 125 grammes.

En faisant dissoudre 4 grammes d'acétate de plomb dans une bouteille d'eau, on aura un soluté dont l'emploi remplacera avec avantage celui de l'*extrait de Saturne* (*eau blanche*), qui n'est, comme on sait, qu'un sous-acétate de plomb étendu d'eau.

Acide hydrochlorique. . . . . 30 grammes.

(1) Les coffres que l'on construit en province sont, en général, lourds et embarrassants. Les objets, à l'intérieur, ne sont pas casés avec assez de méthode, ce qui expose souvent les chirurgiens à bord des vaisseaux pêcheurs, ou les capitaines au long cours, à des tâtonnements sans fin. A ces inconvénients il faut joindre encore celui d'être d'un prix très élevé, eu égard à la petite quantité de médicaments qu'ils renferment. Nous avons eu l'occasion de voir, à Paris chez M. *Arrault*, pharmacien, fabricant de produits chimiques, rue Neuve-Bréda, 27, un coffret pharmaceutique d'un nouveau modèle, d'une invention fort ingénieuse et d'une simplicité très grande. Sa forme est celle d'un petit secrétaire; en l'ouvrant, tous les objets qu'il contient se présentent à la vue, rangés avec ordre.

Deux choses surtout ont attiré notre attention sur la pharmacie de mer de M. Arrault : 1° c'est la division de certains médicaments par doses usuelles. Cette précaution économise du temps au médecin ou au capitaine traitant, en le dispensant de recourir à la balance, et le garantit de toute erreur; 2° c'est la substitution des extraits des plantes aux plantes elles-mêmes. De grands avantages en résultent :

Alcool camphré à 33 degrés. . . . . . 250 grammes.

> Pour faire de l'*eau-de-vie-camphrée*, il faut ajouter à cet alcool une quantité égale d'eau. En mettant ici de l'alcool au lieu d'eau-de-vie camphrée, c'est pour avoir une plus grande quantité de ce médicament sous un plus petit volume.

Alun (voyez *sulfate d'alumine*).

Cantharides (en poudre). . . . . . . 30 grammes.

Cérat simple. . . . . 125 grammes.

> Comme ce médicament s'altère promptement, et qu'il est nécessaire de le renouveler souvent, nous en donnons ici la formule. Prenez :
>
> > Cire blanche. . . . . . . 30 grammes.
> > Huile d'amandes douces. 90 grammes.
>
> Faites fondre.
> On peut très bien substituer à cette dernière, soit de l'huile d'olives, soit de l'huile blanche.

Cérat opiacé.

> Ce cérat se prépare à l'instant en ajoutant de 20 à 24 gouttes de laudanum de *Sydenham* par 30 grammes de cérat simple, et en mêlant bien.

Cérat chloruré.

> Même observation que précédemment ; on remplace le laudanum par un gramme de chlorure de chaux.

Chlorure de chaux. . . . . 2 kilogram.

Cire blanche. . . . . 500 grammes.

Colophane en poudre. . . . . 125 grammes.

Diachylum gommé, sur toile. . . . . . 2 rouleaux.

d'abord, parce que ces médicaments occupent beaucoup moins de place ; puis ils permettent de préparer à l'instant même les tisanes nécessaires, et, pour cela, on n'a qu'à faire dissoudre dans l'eau la quantité relative d'extrait. (*Voyez plus bas chaque extrait à la nomenclature des médicaments.*) Le soin que nous avons mis à examiner les coffrets pharmaceutiques de M. Arrault, nous a convaincu de leur supériorité sur ceux qui sont en usage. Ils sont plus complets, mieux confectionnés et moins chers. En conséquence, nous les recommandons à l'attention des commissions sanitaires, et à MM. les armateurs et capitaines au long cours, comme le complément de notre livre. M. Arrault ayant accommodé son coffret aux exigences de notre thérapeutique, nous en donnerons l'exacte description.

Emplâtre de Vigo cum mercurio. . . . . 60 grammes.
Farine de graines de lin. . . . . 2 kilog. 500 gram.
Farine de graines de moutarde. . . 1 kilog. 100 gram.
Hydriodate de potasse. . . . . . . 15 grammes.
Nitrate acide de mercure. . . . . . 8 grammes.
Nitrate d'argent (pierre infernale). . . 8 grammes.
Onguent mercuriel . . . . 125 grammes.
Pommade épispastique. . . . . . . 125 grammes.
Pommade d'hydriodate de potasse.

On fait cette pommade à l'instant même en incorporant l'hydriodate de potasse à la dose de 4 grammes par 30 grammes de cérat simple. (Mêlez.)

Pommade stibiée.

On la prépare encore au moment de s'en servir. Prenez : cérat simple, 12 grammes ; émétique, 4 grammes. (Mêlez.)

Potasse caustique. . . . . 15 grammes.
Sulfate d'alumine, ou *alun* (en pierre). . 125 grammes.
Sulfate de cuivre, ou *vitriol bleu* (en.
  pierre.) . . . . 30 grammes.
Sulfate de zinc, ou *vitriol blanc* (en
  poudre). . . . . 30 grammes.
Sulfure de potasse. . . . . 125 grammes.
Taffetas vésicant (1). . . . . . . 30 grammes.

SECTION DEUXIÈME.

Remèdes internes.

Absinthe (Extrait d'). . . . , . . 30 grammes.

Deux grammes de cet extrait correspondent à 15 grammes de sommités de la plante elle-même. Or, en dissolvant ces 2 grammes d'extrait dans une bouteille d'eau, on aura une tisane qui sera absolument la même que celle qui résulterait d'une décoction de 15 grammes de sommités d'absinthe.

(1) Ce taffetas, qui est un moyen très simple d'appliquer les vésicatoires, sera employé, quand on le jugera préférable aux autres procédés indiqués ; c'est le côté noir du taffetas qu'on met en contact avec la peau.

Acide tartrique . . . . 125 grammes.

Acide sulfurique (huile de vitriol) à 40
   degrés . . . . 30 grammes.

Amandes douces . . . . 500 grammes.

Amandes amères . . . . 250 grammes.

Amidon. . . . . 500 grammes.

Ammoniaque liquide (ou *alcali volatil*) . 60 grammes.

Bardane (Extrait de) . . . . . . 30 grammes.

Même remarque ici , et mêmes rapports de l'extrait à la plante
que pour l'extrait d'absinthe.

Baume de copahu.

Le commerce le livre rarement pur ; aussi ses effets ne sont-
ils pas constants. D'ailleurs la répugnance invincible qu'inspire
souvent le copahu nous a fait préférer l'usage d'un médicament
dont nous avons toujours obtenu de bons résultats. Voyez *Pilules de cubébine.*

Camphre en poudre . . . . 60 grammes.

Carbonate de soude (*Sous-*). . . . . 30 grammes.

Chiendent (Extrait de) . . . . . . 30 grammes.

Même remarque ici que pour l'extrait d'absinthe. Seulement
un gramme répond à une décoction de 15 grammes de la racine.

Crème de tartre soluble. . . . . . 250 grammes.

Eau de fleurs d'oranger . . . . . . 125 grammes.

Eau de menthe. . . . . 125 grammes.

Emétique . . . . 8 grammes.

Il y a des paquets de 5 centigrammes et de 1 décigramme.

Ether sulfurique . . . . 60 grammes.

Feuilles de guimauve. . . . . . . 250 grammes.

Lorsque cette plante sera épuisée, on pourra recourir à la
graine de lin, dont les propriétés sont tout aussi émollientes.

Feuilles de séné. . . . . 60 grammes.

Fleurs de camomille romaine . . . . 60 grammes.

Fleurs de soufre . . . . 30 grammes.

Fleurs de sureau. . . . . 250 grammes.

Fleurs de tilleul. . . . . 250 grammes.

Fleurs pectorales. . . . . 500 grammes.

Gayac (Extrait d'). . . . . 30 grammes.

Même remarque ici que pour l'extrait d'absinthe. Seulement 1 gramme d'extrait correspond a 15 grammes de décoction de gayac.

Gentiane (Extrait de). . . . . . . 30 grammes.

Même remarque ici, et mêmes rapports entre l'extrait et la gentiane que pour l'extrait d'absinthe.

Gomme adragante (en poudre) . . . . 30 grammes.
Gomme arabique (en poudre) . . . . 500 grammes.
Graines de lin . . . . 2 kilogram.
Ipécacuanha (en poudre) . . . . . 24 paquets.

Chaque paquet est de 6 décigrammes.

Jalap (en poudre) . . . . 24 paquets.

Chaque paquet est de 1 gramme.

Kermès minéral. . . . . 15 grammes.

Chaque paquet est de 1 décigramme.

Laudanum de Sydenham. . . . . . . 60 grammes.
Liqueur de Wanswiéten. . . . . . . 30 grammes.
Manne en sorte . . . . 250 grammes.

Au besoin, on substituera à ce médicament le *jalap.* 5 décigrammes de jalap équivalent à 15 grammes de manne en sorte.

Nitrate de potasse, ou *sel de nitre.* . . 24 paquets.

Chaque paquet est de 5 décigrammes.

Orge mondé. . . . . 250 grammes.
Patience (Extrait de). . . . . . . 30 grammes.

Même remarque ici, et mêmes rapports entre l'extrait et la plante que pour l'extrait d'absinthe.

Pilules de cubébine et de sulfate d'alumine. . . . . 100 pilules.

En voici la formule :
    Cubébine. . . . . 15 centigrammes.
    Sulfate d'alumine. . . . 5 centigrammes.

On commence par en prendre 3 le matin et 3 le soir; de jour en jour on augmente de 2, 1 le matin et 1 le soir, jusqu'à 12 par jour. Rendu à ce point, on revient au point de départ, en diminuant la dose dans la même proportion qu'on l'a augmentée. On continue ce traitement jusqu'à la cessation complète de la chaude-pisse.

Pilules de Dupuytren (contre la diarrhée). . . . . 24 pilules.

Chaque pilule est composée de 3 centigrammes d'opium com-
binés à 5 centigrammes de sulfate de zinc; le lendemain on
augmente la dose.

Pilules d'extrait gommeux d'opium . . 24 pilules.

Chaque pilule est de 5 centigrammes.

Quinquina (en poudre). . . . . . 60 grammes.
Réglisse (Extrait de). . . . . . . 30 grammes.

Même remarque ici, et mêmes rapports entre la racine et l'extrait que pour l'extrait d'absinthe.

Roses de Provins . . . . 30 grammes.
Salsepareille (Extrait de) . . . . . 30 grammes.

Même remarque ici, et mêmes rapports entre la salsepareille
et l'extrait, que pour l'extrait d'absinthe.

Sangsues.

Nous mettons ici une boîte qui puisse, au besoin, en contenir
200. Aux moyens que nous avons déjà indiqués pour la conservation des sangsues on peut ajouter celui de la mousse humide;
mais il faut avoir le soin de laver cette mousse deux fois par
jour dans de l'eau fraîche.

Scille (Extrait de). . . , ... 30 grammes.

Même remarque et mêmes rapports que pour l'extrait d'absinthe.

Sirop diacode. . . . . 90 grammes.
Squine (Extrait de). . . . . . . 30 grammes.

Même remarque et mêmes rapports que pour l'extrait d'absinthe.

Sulfate de quinine. . . . . 15 grammes.

Chaque pilule est de 1 décigramme.

Sulfate de magnésie. . . . . 125 grammes.
Tartrate de potasse antimonié, ou *Tartre*
stibié (Voy. *Emétique*).
Têtes de pavots (Extrait de). . . . . 30 grammes.

Même remarque ici, et mêmes rapports que pour l'extrait de
gayac.

Thé. . . . . 30 grammes.

SECTION TROISIÈME.

Instruments et accessoires (1).

Deux lancettes à grain d'orge. — Une sera consacrée à l'ouverture des abcès, l'autre aux saignées.

Deux bistouris. — Un convexe pour les scarifications seulement: l'autre aigu pour divers besoins.

Deux aiguilles à suture. — Une droite, l'autre courbe.

Deux pinces. — L'une à dissection, l'autre à pansement.

Une paire de ciseaux droits.

Une sonde en argent avec mandrin.

Une sonde en gomme élastique avec mandrin.

Une seringue (en verre) *à injection.*

Deux pinceaux à cautérisation.

Charpie. . . . . 250 grammes.

Bandes de linge. 12

Compresses. 12

Dextrine. . . . . 500 grammes.

Une balance.

(1) Tous les instruments des coffres pharmaceutiques de M. *Arrault* ont été fournis par M. *Samson*, fabricant d'instruments de chirurgie, rue de l'École-de-Médecine, n° 30.

EXPLICATION DE LA PLANCHE I.

A. Tête.

B. Portion supérieure de la colonne vertébrale. Les vertèbres sont au nombre de 24. Il y en a 7 au col (*Vertèbres cervicales*).

C. Douze au dos (*Vertèbres dorsales*), et

D. Cinq aux lombes (*Vertèbres lombaires*).

E. E. *Clavicule*. Cet os s'articule en dedans avec le sternum et l'épaule en dehors. Il donne de la mobilité, et en même temps de la solidité à l'articulation de l'épaule.

F. F. *Scapulum* ou *Omoplate*; os large, qui concourt aussi à maintenir l'articulation de l'épaule et à la rattacher au tronc.

G. G. *Humérus*, ou os du bras; os long, s'articulant, en haut, avec la clavicule et l'omoplate; et, en bas, avec :

H. H. Le *Radius*; et le

I. I. *Cubitus*, os du coude. Le radius et le cubitus forment l'avant-bras.

K. K. Cette partie, placée entre la main et l'avant-bras, compose deux rangées d'os, qu'on nomme les os du *Carpe*; ce sont, à prendre du côté du pouce : le *Scaphoïde*, le *Semi-lunaire*, le *Pyramidal* (triangulaire), le *Palmaire* (*Pisiforme*, hors de rang), pour la rangée supérieure. Le *Trapèze*, le *Trapézoïde*, le *Grand os*, et l'*Os crochu* (unciforme), pour la rangée inférieure.

L. *Sternum*. Os qui forme la paroi antérieure de la poitrine.

M. M. *Côtes* au nombre de 12 de chaque côté, qui s'articulent, en avant, avec le sternum; en arrière, avec la colonne vertébrale. Les côtes sont osseuses dans toute leur étendue, excepté en avant, où elles ont à peu près un pouce de tissu cartilagineux, dans la portion qui touche le sternum.

N. N. Les côtes les plus basses, ou fausses côtes sont cartilagineuses dans une plus grande étendue.

O. Os *Sacrum*. Cet os paraît formé par la soudure de plusieurs vertèbres lombaires, et se termine par un appendice,

P. Qu'on nomme *Coccyx*.

Q. Q. Os *Coxal*. La région supérieure est dite *Iliaque*; l'inférieure, *Ischiatique*.

R. R. Os du *Pubis*.

S. S. Tête de l'os fémur, reçue dans une cavité de l'os du bassin (cavité cotyloïde).

T. T. Saillie du *Fémur*, nommée grand *Trochanter*.

U. U. *Fémur*, ou os de la cuisse.

V. V. Articulation du genou, formée en haut par l'extrémité inférieure du fémur, en bas par l'extrémité supérieure des os de la jambe , et en avant par :

X. X. La *Rotule.*

Y. Y. *Tibia*, ou os antérieur de la jambe , et

Z. Z. *Péroné*, os postérieur de la jambe, servant d'appui ou d'attelle à l'os tibia, et formant, avec les os du pied , l'articulation *Tibio-Tarsienne.*

a. a. Os du pied, ou dos du pied , ou *Tarse.* — Ces os sont, de dedans en dehors : l'*Astragale*, le *Calcanéum* , le *Scaphoïde* , le *Cuboïde*, les trois os *Cunéiformes*, petit, moyen et grand.

b. b. La seconde rangée des os du pied ou *Métatarse*, composée de cinq os longs, distingués d'après leur ordre numérique , ainsi qu'à la main. — A la main , ils sont dits métacarpiens ; au pied, métatarsiens.

EXPLICATION DE LA PLANCHE II.

1. 1. Intérieur de la bouche, relevé.
2. 2. Dents.
3. Voile antérieur du palais.
4. *Luette*, ou appendice du voile du palais.
5. 5. *Pilier antérieur* du voile du palais.
6. 6. *Pilier postérieur.*
7. 7. *Amygdale*, ou glande ovalaire placée dans l'écartement des piliers du palais.
8. Entrée du *Pharynx*.
9. *Langue.*
10. *Trachée-artère*, ou canal composé d'anneaux cartilagineux, destiné à conduire l'air de la bouche dans les poumons, par les :
11. 11. *Bronches*, continuation du canal précédent se ramifiant dans les :
12. 12. *Poumons.* Celui du côté droit est divisé en trois lobes; à gauche, il n'en a que deux.
13. *OEsophage*, conduit musculaire qui passe derrière la trachée-artère, et destiné à livrer passage aux aliments, de la bouche dans l'estomac.
14. 14. 14. 14. Côtes coupées pour laisser voir les organes de la poitrine.
15. *Cœur;* il est divisé en deux parties suivant sa longueur, et couché transversalement sur le diaphragme.
16. *Artères pulmonaires*, qui portent le sang du cœur aux poumons.
17. *Veine cave inférieure*, qui rapporte au cœur tout le sang veineux des parties inférieures.— Une autre *Veine cave*, dite supérieure, et qu'on ne voit point ici, porte au cœur tout le sang veineux des parties supérieures.
  Nota. Les poumons sont renfermés dans une membrane séreuse, nommée *Plèvre*, non figurée ici. Le cœur est aussi renfermé dans une membrane de même nature, connue sons le nom de *Péricarde.*
18. *Diaphragme*, grand muscle transversal qui sépare les deux grandes cavités, la poitrine et le ventre; donnant passage par son centre à l'œsophage et à d'autres vaisseaux. Dans les grands efforts, ceux de défécation surtout, il presse avec force sur les intestins.
19. L'œsophage, après avoir traversé le diaphragme, reparaît et

s'ouvre dans l'estomac; cette ouverture se nomme *Cardiaque.*

20. *Ouverture pylorique*, ou continuation de l'estomac avec le petit intestin.

21. *Estomac*, ayant la forme d'une cornemuse.

22. *Foie.*

23. Vésicule du fiel ou de la bile. Elle est placée à la face inférieure du foie, et verse son suc dans le duodénum au moyen d'un petit canal.

24. *Duodénum*, portion large de l'intestin qui se recourbe et se continue.

25. 25. 25. Le *Petit intestin.* Toute cette masse flottante, située au centre de l'abdomen, se divise en : 1º *Jéjunum*, 2º *Iléum*. et se continue avec le gros intestin qui commence au :

26. *Cæcum*, et va en :

27. *Colon ascendant*,

28. *Colon transverse*,

29. *Colon descendant*, et enfin

30. *Rectum*, qui se termine à l'anus.

31. 31. Les *Reins*, organes sécréteurs de l'urine, situés profondément.

32. 32. *Urétères*, tuyaux qui conduisent l'urine à :

33. La *Vessie.*

34. La *Rate.*

Toute cette partie de l'abdomen est couverte par une membrane séreuse qu'on nomme le *Péritoine.*

TABLE GÉNÉRALE DES MATIÈRES.

LIVRE PREMIER.

ANATOMIE.

LIVRE DEUXIÈME.

PETITE CHIRURGIE.

LIVRE TROISIÈME.

MÉDECINE.

LIVRE QUATRIÈME.

CHIRURGIE.

LIVRE CINQUIÈME.

PRÉPARATIONS PHARMACEUTIQUES.

FIN

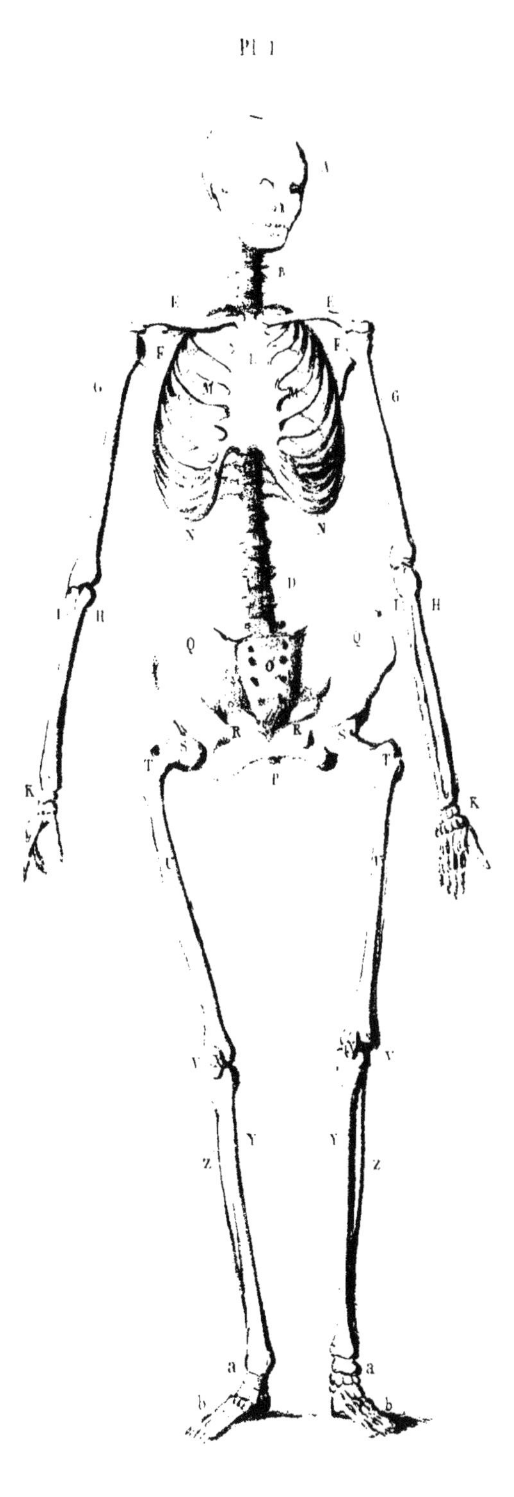
Pl. 1

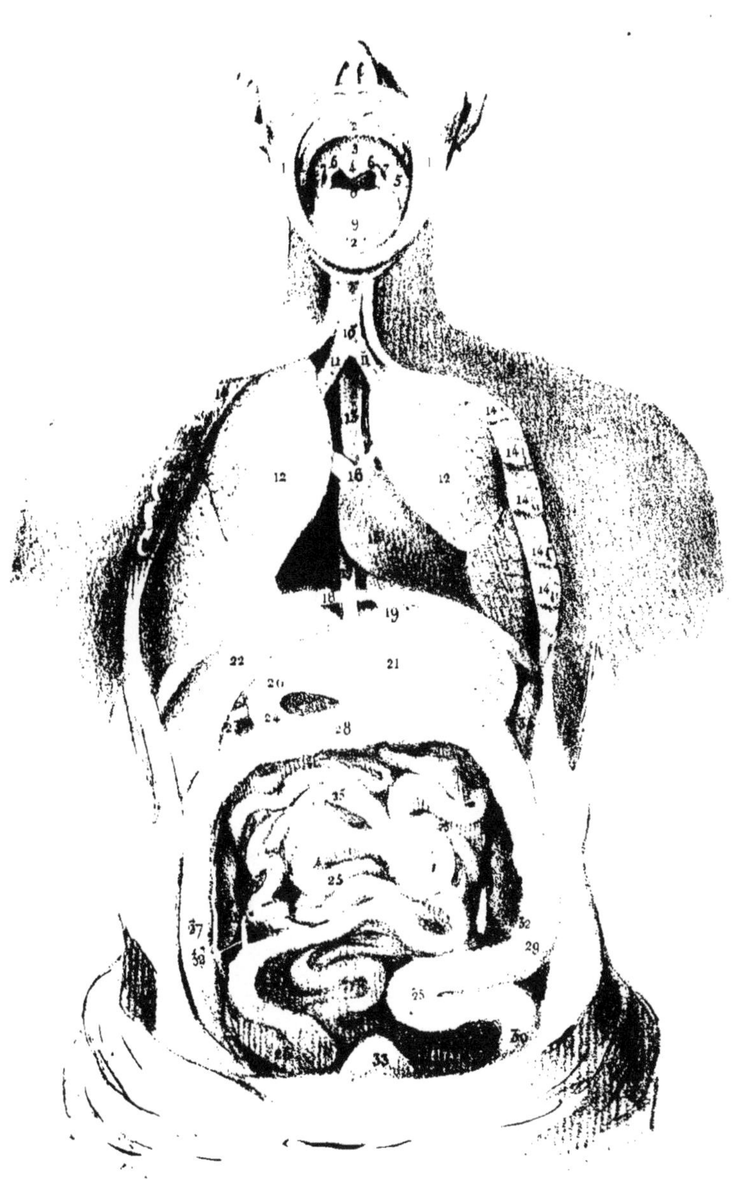